U0214431

国 医 大 师
邓铁涛康寿之道

（第二版）

陈瑞芳　主编

SPM 南方出版传媒

广东科技出版社 | 全国优秀出版社

·广州·

图书在版编目（CIP）数据

国医大师邓铁涛康寿之道 / 陈瑞芳主编 . —2 版 . —广州：
广东科技出版社，2021.6

ISBN 978-7-5359-7670-3

Ⅰ.①国… Ⅱ.①陈… Ⅲ.①养生（中医）—基本知识
Ⅳ.① R212

中国版本图书馆 CIP 数据核字 (2021) 第 109958 号

国医大师邓铁涛康寿之道（第二版）
Guoyi Dashi Deng Tietao Kangshou zhi Dao （Di–er Ban）

出 版 人：朱文清
策　 划：高　玲
责任编辑：高　玲　杜怡枫
装帧设计：谭　江
责任校对：李云柯
责任印制：彭海波
出版发行：广东科技出版社
　　　　　（广州市环市东路水荫路 11 号　邮政编码：510075）
销售热线：020-37592148 / 37607413
http：//www.gdstp.com.cn
E-mail：gdkjcbszhb@nfcb.com.cn
经　 销：广东新华发行集团股份有限公司
印　 刷：广州市彩源印刷有限公司
　　　　　（广州市黄埔区百合三路 8 号　邮政编码：510700）
规　 格：787mm×1092mm　1/16　印张 9　字数 150 千
版　 次：2021 年 6 月第 1 版
　　　　　2021 年 6 月第 1 次印刷
定　 价：59.80 元

如发现因印装质量问题影响阅读，请与广东科技出版社印制室联系调换（电话：020-37607272）。

编委会

邓铁涛老师曾笑称"我们三届国医大师同出一门",又说"学我者,必超我也",对我们后辈寄予了厚望,希望岭南中医能一代一代发展兴旺,希望 21 世纪中医能够在世界腾飞。邓老的鼓励和教诲,音容宛在,我亦一如既往坚持在抗癌临床第一线,为中医药事业奉献自己的力量。

宇宙与世界的轨迹是"天人合一",即人与自然统一,局部的肿瘤、癌症都是与其全身阴阳失衡有关,中医学讲求"以人为本",强调"防"重于"治",几千年来阐述的治未病观念对于今后防治恶性肿瘤仍然是最先进的医学模式。中医治未病的"三因制宜"思想(因人、因时、因地),就是民族的、原创的"精准医学"。在中医治未病思想指导下,辨体质、辨病、辨证三结合,注重调和阴阳,饮食有节,起居有常,修身养性,利于健康保健,预防肿瘤发生,必将改变当前肿瘤防治中的被动的局面。治未病思想可作为癌症防治策略,应用于临床、康复及大健康产业中,邓老倡导的理念及简、便、廉、验方法,就是适宜的防癌手段。

正气存内,邪不可干。日常培养良好的生活习惯,饮食有节,起居有常,动静结合,因时因地制宜,培养人体正气,"阴平阳秘"，则能减少致癌因素，未病先防。中医强调药食同源，很多食物可以按照中药的性味归经来辨证施膳，顺应四时季节变化，根据体质差异，适当运用中医食疗调养，可以顾护内脏功能，利于"正气存内"，而健康的生活习惯，戒烟戒酒，将可以减少1/3的癌症发生。

陈瑞芳教授，是邓老在中医治未病方向的学术继承人，一直从事中医治未病临床研究和邓老学术思想的传承工作，将邓老治未病思想和养生保健经验，用图文方式呈现，通俗易懂，简便廉验，《国医大师邓铁涛康寿之道》第一版问世后就深受市民欢迎。现在第二版丰富中医四季调养、食疗药膳的内容，更能让市民从生活中体验中医治未病的好处。学习邓老养生保健思想，造福人民健康。基于此，我乐以为序。

国医大师　周岱翰
辛丑年芒种于本校

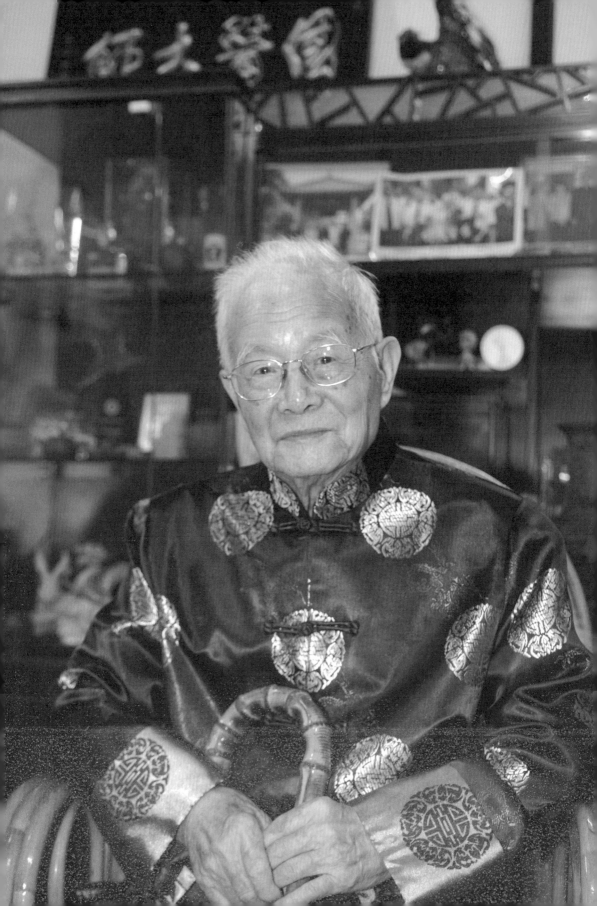

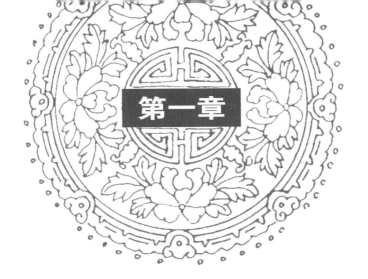

第一章

国 医 大 师

邓铁涛

养生法

　　“上工治未病”是邓铁涛教授的
养生指导思想。

一、邓铁涛教授简介

邓铁涛，广东开平人，首届国医大师，广州中医药大学终身教授，博士生导师，全国著名的中医学家，教育家，首批享受国务院政府特殊津贴专家，广州中医药大学邓铁涛研究所所长。邓铁涛于 1916 年出生于中医世家，祖父邓耀潮参股广州天福堂药材行从事中药业，父亲邓梦觉为近代岭南温病医家。邓铁涛自幼受熏陶，目睹中医药能救大众于疾苦之中，因而有志继承父业，走中医学之路。他在长达 70 多年的医疗、教学与科研生涯中，融古贯今，运用中医中药养生保健知识，防病治病，并将中医养生保健知识应用于日常生活之中。"养生重于治病"是邓铁涛教授一直倡导的健康理念，他年过百岁，仍然耳聪目明、思维清晰、语言流利、步履稳健，就是他养生治未病思想的最好体现！

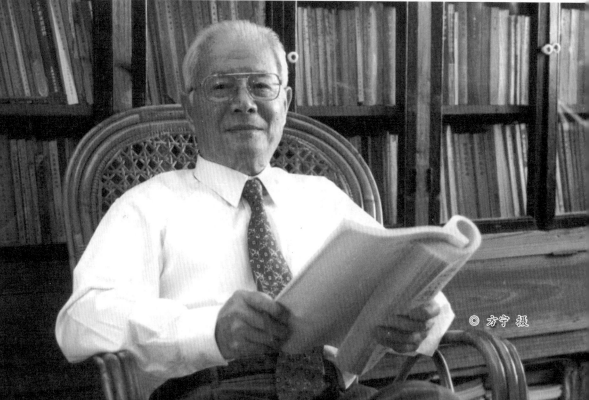

◎ 方宁 摄

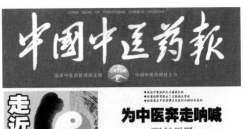

邓铁涛教授于 1962 年、1979 年两次荣获广东省政府授予的"广东省名老中医"称号，1990 年被国家中医药管理局遴选为"全国老中医药专家学术经验继承工作指导老师"，2003 年荣获中国科学技术协会授予的"全国防治非典型肺炎优秀科技工作者"称号，2005 年 6 月被科技部聘为国家重点基础研究发展计划（973 计划）"中医基础理论整理与创新研究"项目首席科学家，2006 年 12 月荣获中华中医药学会首届中医药传承特别贡献奖，2007 年 6 月荣

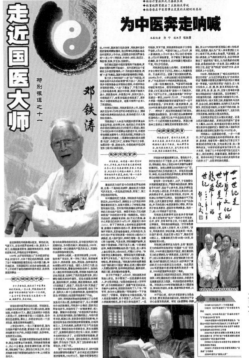

获首批"国家级非物质文化遗产项目（中医诊法）代表性传承人"称号，2008 年 1 月被国家中医药管理局聘为"治未病"工作顾问。2009 年 7 月 1 日，93 岁的邓铁涛教授被人力资源社会保障部、卫生部、国家中医药管理局三部委联合评定为"国医大师"，这是中华人民共和国成立以来政府第一次在全国范围内评选国家级中医大师。

"上工治未病"是邓铁涛教授的养生指导思想，他认为"养生重于治病"，他提倡的"未来医院将成保健园"，就是希望能以"上工治未病"的思想来帮助、指导世人养生。他身体力行，100 周岁时仍身体健康，耳聪目明，思维清晰，步履稳健。编者将邓老日常生活中注重养生保健的一些生活细节图片整理成册，以供世人学习。

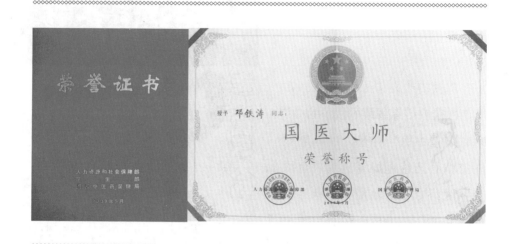

为弘扬邓老国医大师风尚，启示后人，2009 年 7 月 1 日广州中医药大学第一附属医院设立的具有岭南特色的国医大师亭落成剪彩。

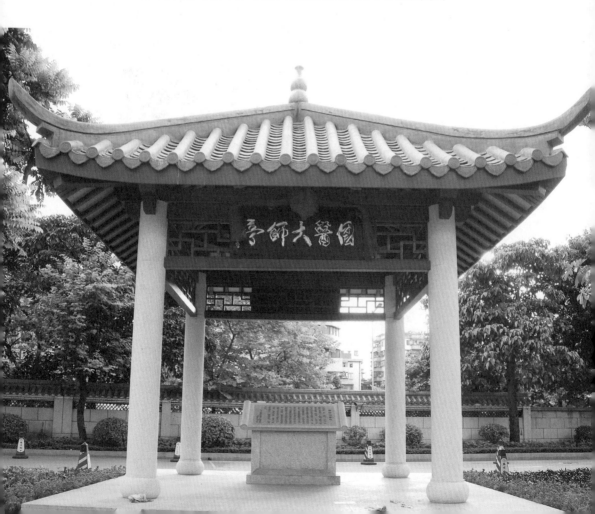

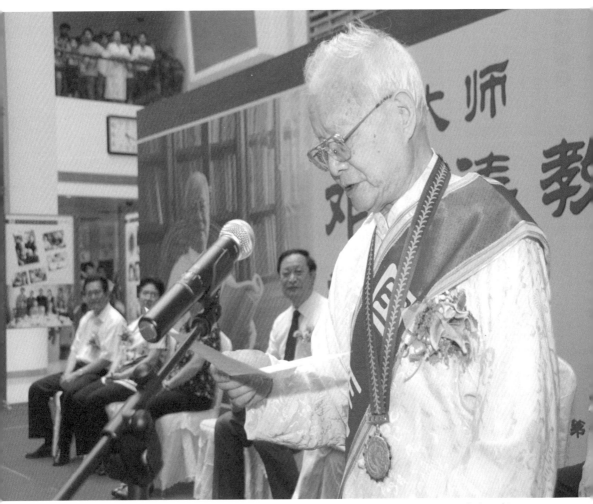

◎ 林继玉 摄

邓老发表获奖感言

邓老情真意切、语重心长地道出他内心的喜悦与激动。他说："今天是党的生日，今天的荣耀是党和人民给的，如果没有党的教育，没有政府的培养，没有群众的信任，我一无所有。我感谢党和国家中医药管理局、广东省政府、广东省中医药局、广大人民群众。希望广东人民共同努力，加快推动中医药事业的建设与发展，把我省从中医药大省建设成为中医药强省，成为全国排头兵。"

二、养生重于治病

　　"养生重于治病"是邓老一直倡导的健康理念。早在 20 世纪 80 年代，邓铁涛教授就提出，新的医学应该是"上工治未病"，以养生保健为中心，避免或减少疾病对人体的伤害，保障生命健康。"治未病"作为中医应对疾病的最高境界和最佳方法，体现了预防为主、防重于治的医学理念。邓老提倡的"未来医院将成保健园"，就是希望能以"上工治未病"的思想来帮助、指导广大群众培养良好的生活习惯，以达到强身健体、延年益寿的目的。

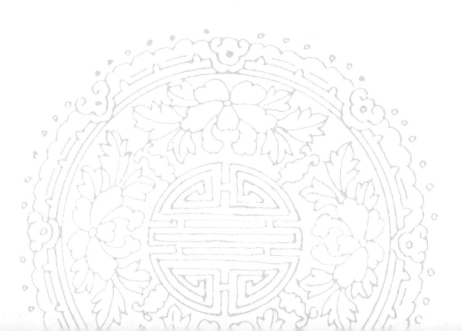

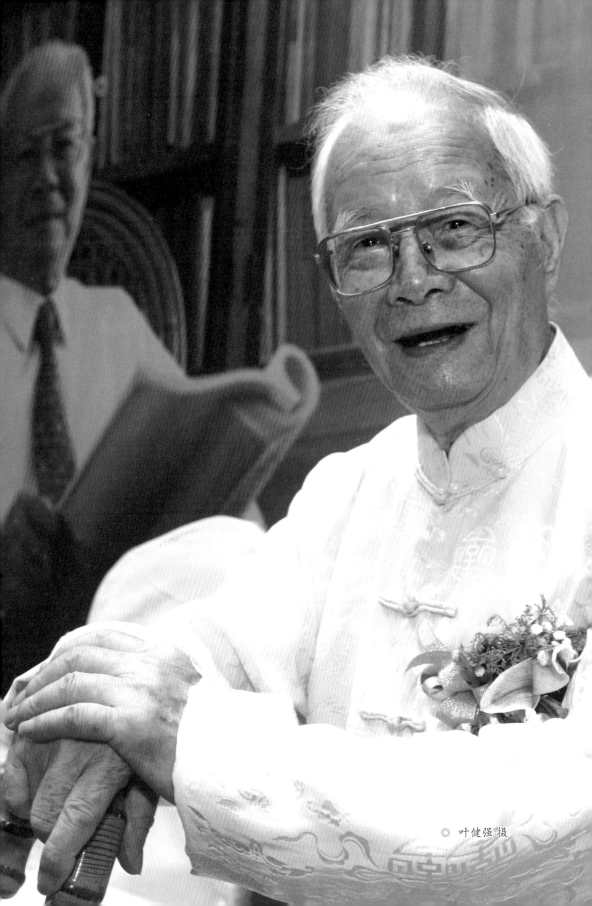

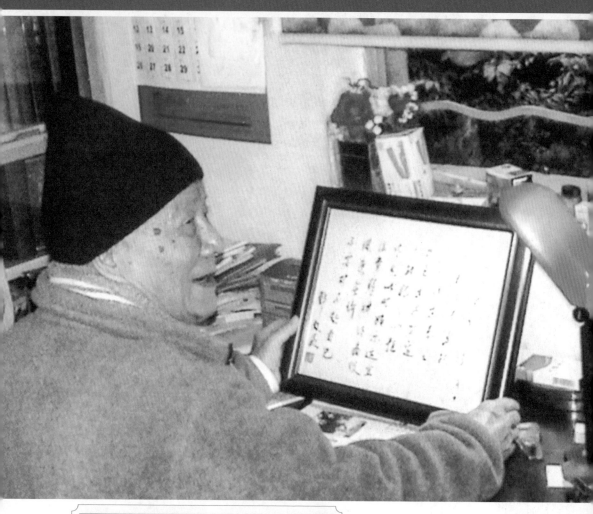

◎ 陈安琳 摄

座右铭 二〇〇五年一月一日

药物不是万能
必须注意养生
只有壹志坚定
才能持之以恒
作息以时娱乐适宜
浪费精神终痛改
健康年�
不要对不起自己

邓铁涛

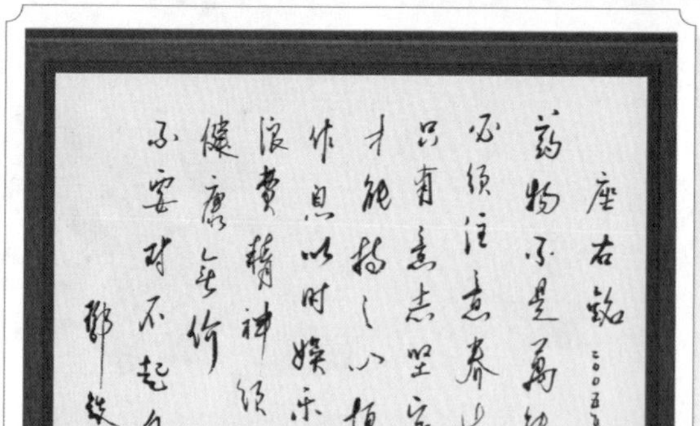

◎ 陈安琳 摄

追求最出色的新闻 塑造最具公信力媒体

廣州日報

广东唯一国医大师 93 岁邓铁涛老教授昨开讲医道 畅谈养生秘诀——

"未来医院将成保健园"

记者翁淑贤
通讯员方宁、张秋霞

"未来医学必将把养生放在最最重要的地位，未来医院将向保健园的模式发展。"——昨天上午，广东唯一的国医大师、93 岁的邓铁涛老教授在广州中医药大学亲自带徒执教，为来自同济大学的弟子们讲授自己大半辈子的典型医案和行医心得。

鬼门关前救患儿

小林患上了急性肌无力，花光药费，父母无奈弃下孩子，幼小的生命将救离去……终于，87岁高龄的邓老冲入ICU，从死神手中夺回患者。

邓老临近70多年，直至90岁还坚持出诊一线，是公认的中医临床大家。70多年来，他治治病人不计其数，特别是对挽救于世界性疑难的重症肌无力危急的患者，更是创造了奇迹。

昨天，邓老的大弟子、广州中医药大学第一附属医院的吴焕教授接过邓老抢救并筹资抢救危急重症肌无力的那几一事，在场诸之众更带着感动……

2003年4月，湖南安乡12岁男孩林林（化名）得急性肌无力。在某大医院上了呼吸机抢救仍无效。打听到邓老擅治这种病，林林的父母爱莫能助，辗转仅有的一万多元钱找到广州中医药大学一附属医院。

轻仅5天就治病，积蓄越有好转，但于4月17日，绝望的父母冲入ICU，想拔掉孩子身上的呼吸机和插管和喉管。握着孩子瘦削冰凉的小手，父母忍不住地趴地嚎啕大哭，无奈地准备善后。

同到消息后，当时已87岁的邓老第一时间往12楼的

林已奄奄一息，张开着口努力地在呼吸，气息将停。邓老翻开被褥，发现其非常瘦弱，不禁又急又心痛："小孩就是这样，单靠药物吸呼救护作用！"邓老，老人家马上拿出身上已带在身上的5000元，盯嘱ICU护士："快给窗前案买鼻国食物，要保证每天所需能量，有胃气才会有生机！"他又对ICU主任说："重上呼吸机，费用也先给！"

邓老建议用价价低廉的抗生素，并为林林免费提供中药"强肌健力口服液"鼻饲，还有三瓶时医护人员参加强护理，给林林液痰除虫，翻身拍背，清洁口腔，适当增加饮食量。林林很快就脱离了危险。

筹集药费伸援手

除了整付付小林的药费外，邓老还邀请香港人方士专程较支付了两万元。有善心人也捐巨款出资助，又捐来一万元。

4月21日，邓老再次来到林林床边。林林的眼眶湿润了，情高兴气氛无法说透，示意将让出拿纸笔。湿甜拥翅相抱写了几个字，"邓老写感了，你为什么要救我？邓老说："以后你们出国学任了，过一切归我感国学习，希望你长大报效祖国。"

十来天后，林林脱离呼吸机，他和父每一见到邓老就热开齐下睑……后来，香港人方女士听从邓老的话，为林林付了两万元医疗费，请温见脱距品，热心恳将您的捐款全数转给

在邓天的中医大师座上，邓老亲自弟子们讲述了做对医学的看法："中医有句格言'上工治未病'，这是我们学的一指导思想，它包括疾病预防，已病治早治，愈后防复发，重点在于前病。我认为未来医学的发展将把养生放在最重要的地位，将来医院将向保健园的模式

93岁高寿的国医大师如何
养生？邓老强调：养生之先养德。

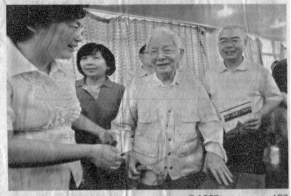

邓铁涛指写日记可防老年痴呆

老年人宜每天散步30分钟

问：平日如何健身？
邓老：散步，每天午饭前围绕着我住的楼房慢慢散步10个圈，打太极拳，练八段锦。

问：爱娱时如何娱乐？
邓老：喜欢爱的琴棋书画，无忌谈天说地，怡情悦性。

问：偏食吗？
邓老：一天睡眠8小时，包括午睡……

问：三餐如何安排？
邓老：一周之中，有两荤七菜，吃德失，一餐七两牛、番薯、杂食不过咸，系成及贪习惯。每周用糖搽牌一次淮山药预防糖尿病。

问：常吃哪些肉片呢？
本，气血健旺，就是入保健康长寿……受道过记《男食同源》……

问：会熬夜吗？
邓老：不会熬夜，但不会干扰，无须调和心志，数步晨炼是解释意的好办法……儿老年人不宜熬夜，宜每天晚散步30分钟，保之坚持行……

问：会焦虑吗？
邓老：精神生活要重要，凡事要看得开，不要急躁易发。要有一种豁达的"天空"的宽松心态，顺其自然之道……

问：对延年益寿有何建议？
邓老：从情绪上说，从性情地乐，乐观……从饮食起居，养生方面讲，起居饮食正常……八段锦之是养生功的一种，功用从头到足，以意念引动，以气运肢体，每节都有用力……建国也色能辅助养生运动，建议老人坚持写日记，时锻炼脑子……

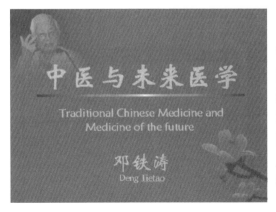

2004 年，在国家中医药管理局主办的邓铁涛学术思想国际研讨会上，邓老做了特别演讲——"中医与未来医学"。邓老说："实行'上工治未病'，医学将以养生保健为中心，使人人生活得更愉快、舒适、潇洒，医院将建成'保健园'。"

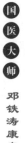
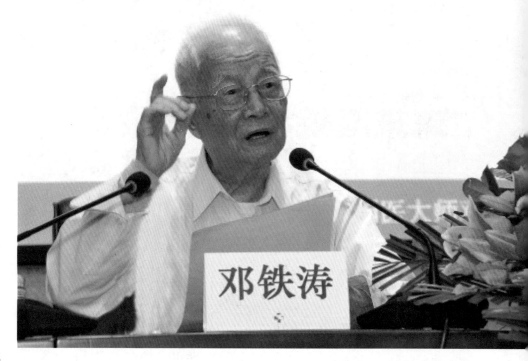

◎ 李锦洪 摄

邓老平时很自信，对中医也很有信心，他说："我们中医很少，就像一碗稀饭里面撒的胡椒面一样，但是不要小看胡椒面，胡椒面气味很浓的，它的作用是很大的，所以我就鼓励他们（中医学者），不要小看自己，应该知道自己的分量。"

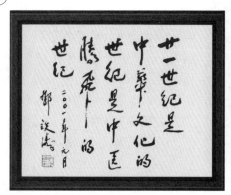

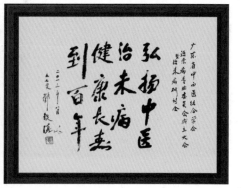

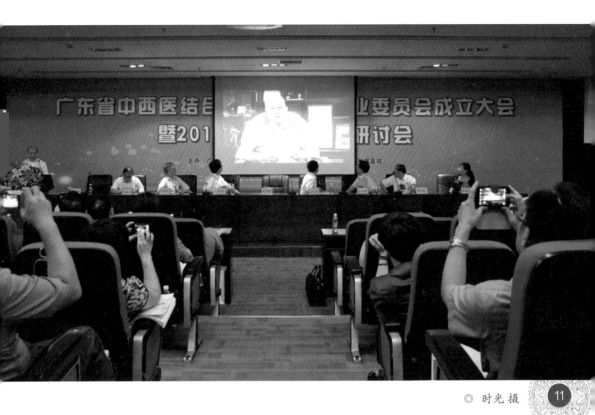

◎ 时光摄

广东省中西医结合学会治未病专业委员会成立大会

2013 年，邓老得知弟子陈瑞芳当选广东省中西医结合学会治未病专业委员会主任委员，非常高兴，亲自为大会题词，同时录像对治未病专业委员会的成立表示祝贺。

第一章 国医大师邓铁涛养生法

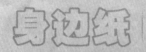

追求最出色的新闻　塑造最具公信力媒体

廣州日報

身边纸　**A18 GUA**

2012 年 11 月 13 日

96 岁国医大师邓铁涛——

航天员上天前要用中医调理

希望中医走上挖掘宝库和新技术革命相结合之路

96 岁的国医大师邓铁涛跟学员分享自己的从医经历。记者乔军伟摄

本报讯 （记者翁淑贤 通讯员方宁、张秋霞）"新中国成立前，中医对自己的评价是'一代完人'，这里的'完'不是'完整'而是'完蛋'的意思，因为中医受当时的当局歧视、排斥……如今，党和政府让我们开班，走中医传承发展之路，我称之为'为中医学架设一条高速公路'。"昨天，在由国家中医药管理局、广东省中医药局主办、广州中医药大学第一附属医院、邓铁涛研究所承办的"国医大师邓铁涛教授学术经验研修班"上，96 岁高龄的国医大师邓铁涛跟学员分享自己从医 70 多年来的经历，思考"中医之路"。

中医学是什么？在昨天的研修班上，邓铁涛对这个讨论了上百年的问题给出了自己的看法："中医学是中华文化之瑰宝，是以人为本，有五千'岁'仍不断在发展、仍然'年青'的健康医学，它不仅仅是疾病医学。"邓铁涛称，国际卫生组织近十几年来才认识到健康医学的重要性，中国古代的《黄帝内经》早就在讲健康医学。

邓铁涛提出，中医学应当"改革开放"。按自身的发展规律去改革，相应的教育也要进行改革。当前中医学院校教育出来的有些学生对中医信心不足，中医院里有不少医生"不姓中"。他认为，这个"不姓中"不完全关系中医学的问题。譬如说，小夹板技术治疗骨折是世界公认的好方法，可现在有几个中医院接骨不选择开刀？不是技术不行，而是关系到医院的经营、生存问题。因此，如何能实现中医药的简便廉验，又使中医医院能生存和发展，不仅是中医院改革发展的问题，而是整个卫生体制改革发展的问题。

"另外，要放开束缚中医的手脚。"邓铁涛呼吁应多给中医舞台，让中医参与发挥其长处。他举例称，航天员上天易受"航天运动病"困扰，发病率为 50%。我国航天部门把北京中医药大学方剂学的学科带头人、国医大师王绵之和他的弟子们请去给航天员"治未病"、调理身体，还带药上太空，结果航天员从天上回来没有产生"航天运动病"。外国的航天员出舱心跳每分钟 100 多次，我国的航天员出舱心跳基本在正常范围内。他希望中医能继续挖掘宝库，并有机会与信息技术、生物工程技术、航天技术等新技术相结合，发挥更大的作用。

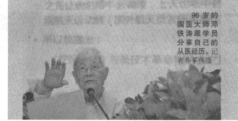

96 岁国医大师邓铁涛称"航天员上天前要用中医调理"

邓铁涛教授呼吁应多给中医舞台，让中医参与，发挥其长处。他举例称，航天员上天易受"航天运动病"困扰，发病率为 50%。我国航天部门把北京中医药大学方剂学的学科带头人、国医大师王绵之和他的弟子们请去给航天员"治未病"、调理身体，还带中药上太空，结果航天员从天上回来没有得"航天运动病"。外国的航天员出舱心跳每分钟 100 多次，我国的航天员出舱心跳基本在正常范围内。他希望中医能继续挖掘宝库，并有机会与信息技术、生物工程技术、航天技术等新技术相结合，发挥更大的作用。

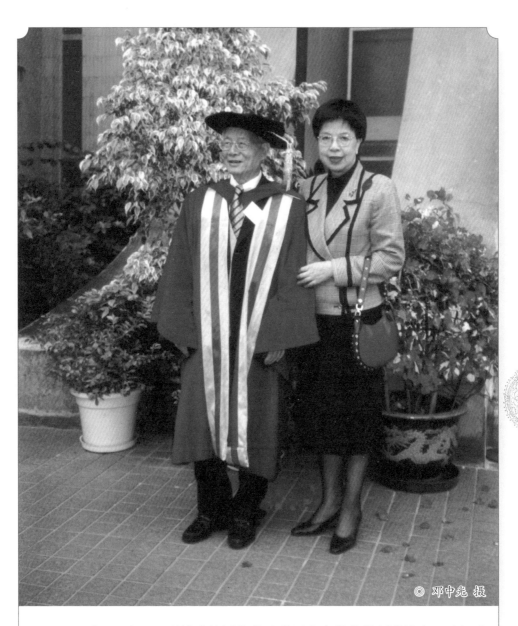

© 邓中光 摄

　　2001 年 12 月 4 日邓铁涛教授荣获香港浸会大学荣誉理学博士，时任香港卫生署署长陈冯富珍到贺并合影。陈冯富珍说："中医药具有悠久的历史，在预防、治疗、保健和康复各方面都发挥着重要作用。"

——2007 年 11 月《健康报》

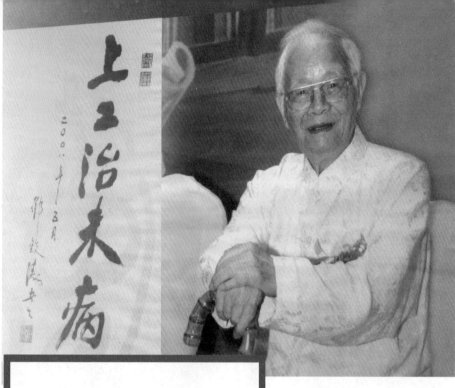

上工治未病

饮食有节起居有
常心平气和
厚德者寿

治未病科嘱

二〇一〇年冬
九九翁 邓铁涛

邓老为治未病科题词

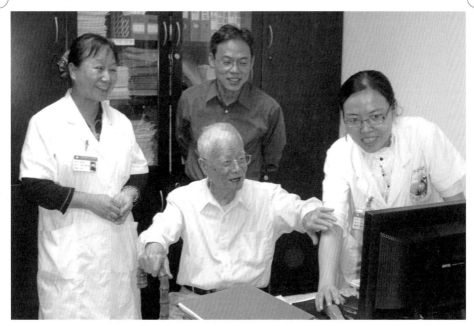

» 陈瑞芳（左）、邓铁涛（中）、郑洪（后）、常少琼（右）

◎ 关丽华 摄

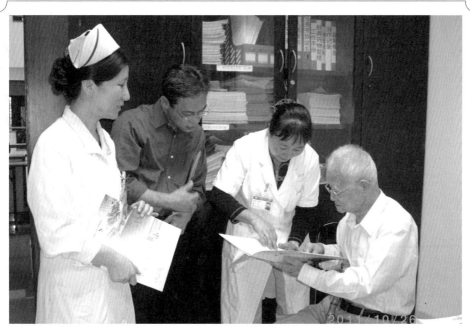

» 关丽华（左一）、郑洪（左二）、陈瑞芳（右二）、邓铁涛（右一）

◎ 常少琼 摄

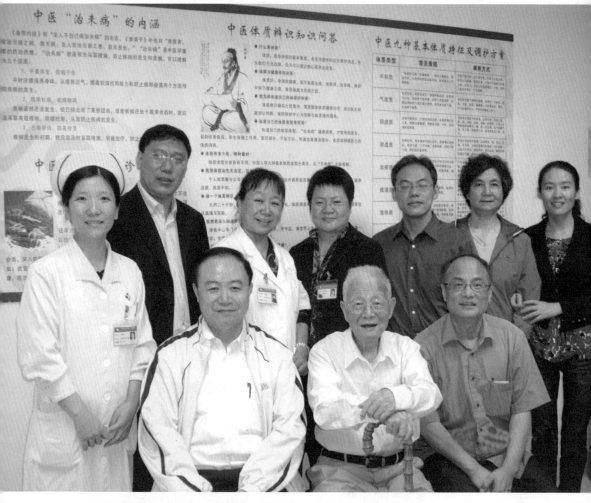

» 前排左起：刘小斌、邓铁涛、邓中光
» 后排左起：关丽华、刘凤斌、陈瑞芳、黄可儿、郑洪、陈安琳、杨云英

◎ 常少琼摄

邓铁涛教授非常重视"治未病"工作，2011年10月26日，95岁的邓铁涛教授亲临广州中医药大学第一附属医院治未病中心指导工作，并与邓铁涛研究所部分成员和治未病科部分老师合影留念。

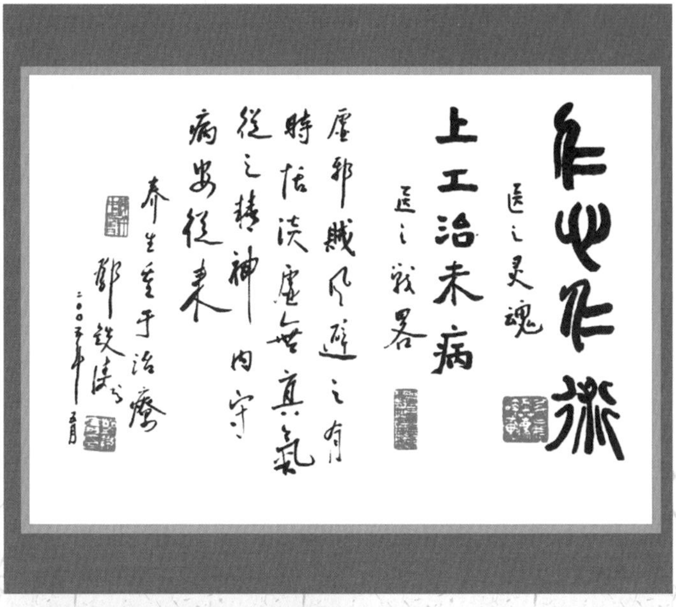

医之灵魂

上工治未病

医之战略

虚邪贼风避之有
时恬淡虚无真气
从之精神内守
病安从来

养生重于治疗

邓铁涛
二〇一三年十一月

上工治未病
养生乃延年

祝贺《中医谈养生》出版

邓铁涛

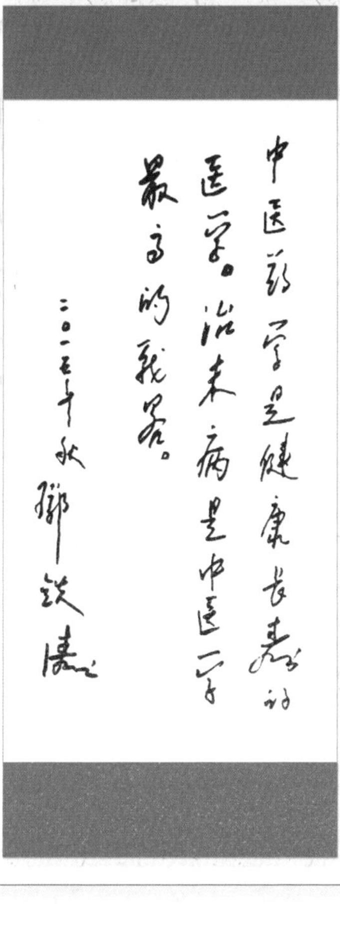

中医药学是健康长寿的
医学。治未病是中医学
最高的战略。

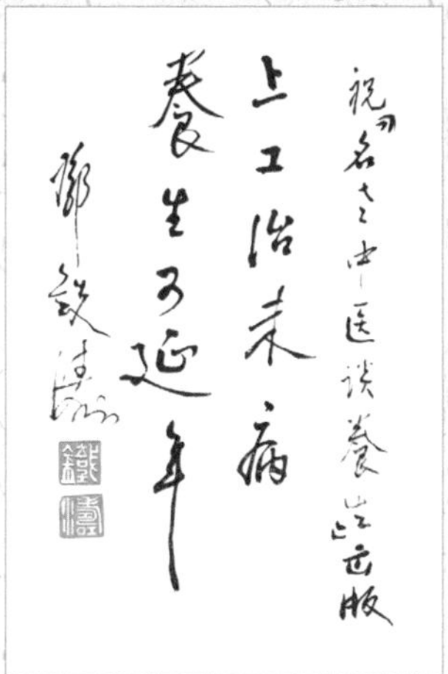

二〇一三年秋
邓铁涛

善者乐
仁者寿

二〇〇九年夏
邓铁涛

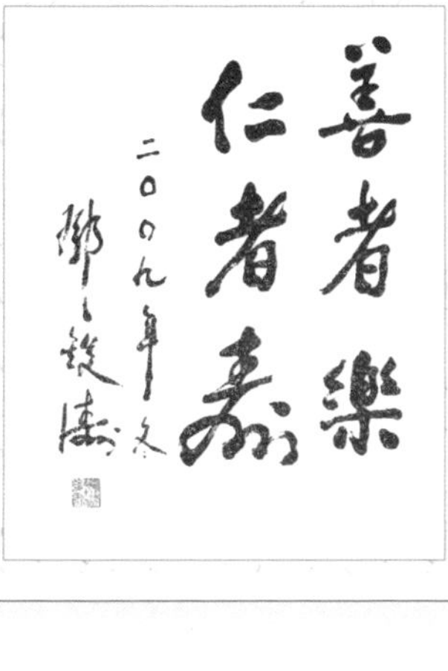

三、百行德为先

"养生先养心，养心先养德。"谈到养生，邓老首先强调的是"德"。邓老说，从字形看，"德"由"心""彳""直"三个部分组成。"心"表示与情态、心境有关，"彳"表示与行走、行为有关，"直"与"值"同音，"德"字形本义为"心，行之所值"。邓老说，一个人的品德是可以修炼的，而作为师长，更应该处处为人师表，以身作则，言传身教。他常常教育我们要"立志先立德"。他希望我们每一个学生都能青出于蓝而胜于蓝。"为人师表者必须在品行、德艺、技术处处作出表率，而学医者必须先学怎样做人，然后讲学医，只有处处存济世之心、怀回生之技，将良好的医德、医风和高超的医疗技术相结合，才能成为人民信赖的好医生、好老师。"

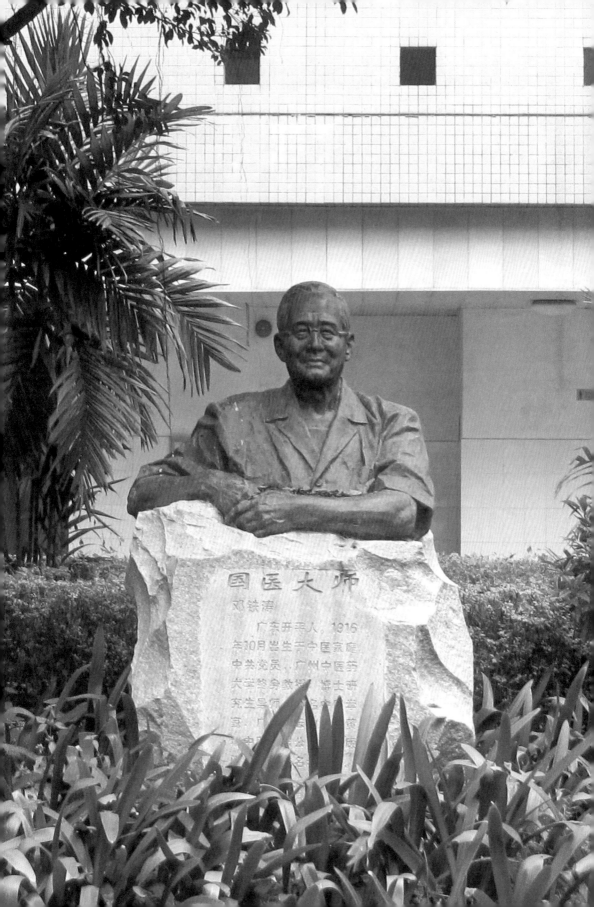

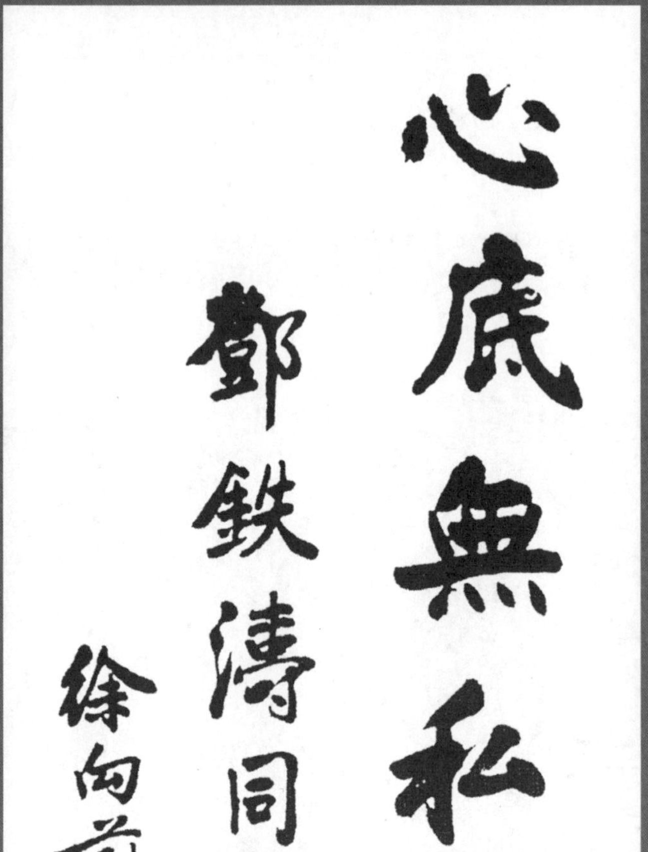

心底無私天地寬

鄧铁涛同志嘱書

徐向前　一九八五年十一月

邓老是由一位普通医师成长为医学泰斗、国医大师的，他对中医事业有着无限的忠诚和热爱。他的漫漫行医历程伴随着中医事业的风风雨雨、坎坎坷坷，事业的使命感促使他毕生为中医的生存与发展呕心沥血，奔走呐喊，所以有了邓老五次上书之感人故事。"心底无私天地宽"是1985年徐向前元帅给邓老的题词，一直勉励着邓老，成为邓老一家的传家之宝。

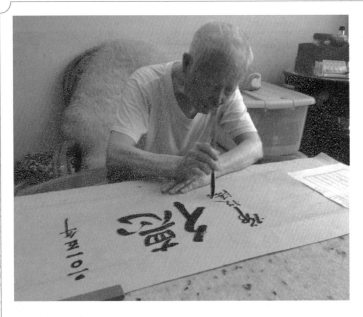

邓老强调"养生先养心，养心先养德"。邓老特别强调在注重饮食养生的今天，一定要注重修德。他说"仁者寿，寿而康""大德者方得其寿"。

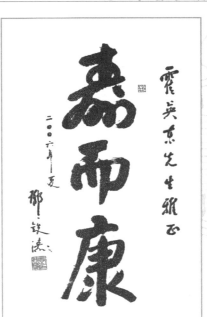

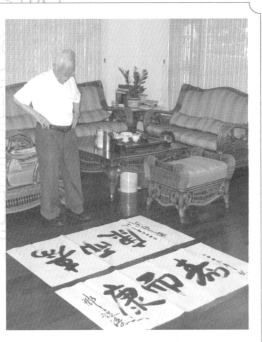

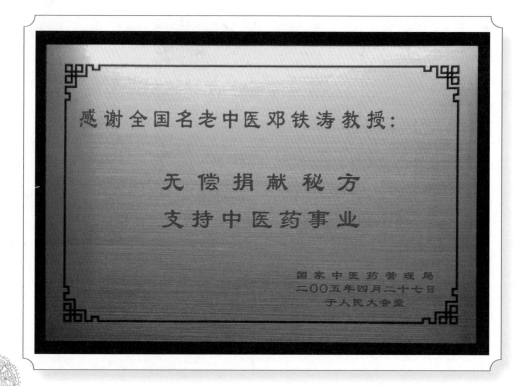

感谢全国名老中医邓铁涛教授：

无偿捐献秘方
支持中医药事业

国家中医药管理局
二○○五年四月二十七日
于人民大会堂

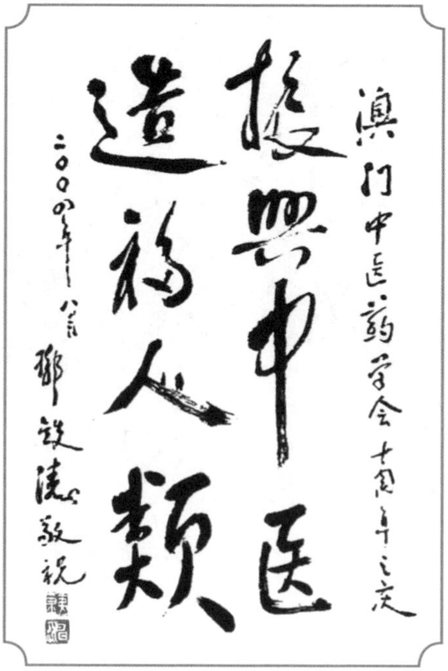

振兴中医
造福人类

澳门中医药学会十周年之庆

二○○六年十一月八日

邓铁涛敬祝

2005年4月27日，邓老在人民大会堂献出秘方"加味珍凤汤"，获国家中医药管理局颁发证书"无偿捐献秘方，支持中医药事业"。此为国家中医药管理局主办的全国名老中医首批献方大会，共有6位名老中医无偿献方。邓铁涛献出的是用于治疗慢性泌尿系统感染的验方。邓老将自己数十年的临床经验浓缩为一个方剂，无偿捐献秘方，造福广大病人。上图为国家中医药管理局颁发的证书。

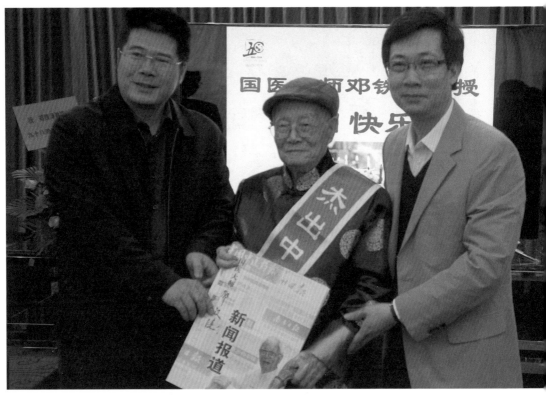

» 陈文锋（左）、邓铁涛（中）、冼绍祥（右）

◎ 陈坚雄 摄

　　2014 年是广州中医药大学第一附属医院建院 50 周年，为了表彰先进，激励后人，在全院范围内开展了"杰出中医一院人"的评选活动。经过积极投票评选，全院职工评选出邓铁涛等 20 名在医院的发展建设中作出较大贡献的杰出员工。上图为医院院长冼绍祥和党委书记陈文锋在邓老 99 岁生日宴会上为邓老佩戴上"杰出中医一院人"绶带，祝贺邓老获得医院最高荣誉，同时祝邓老生日快乐，福如东海，寿比南山。

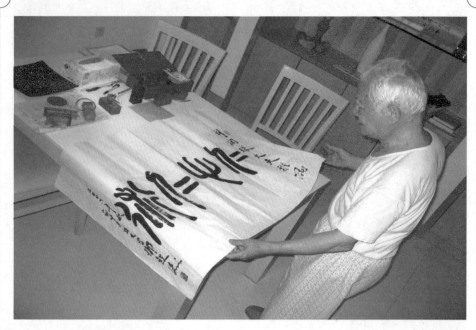

◎ 陈安琳 摄

邓老常常强调"仁心仁术"乃医之灵魂，"上工治未病"乃医之上策。

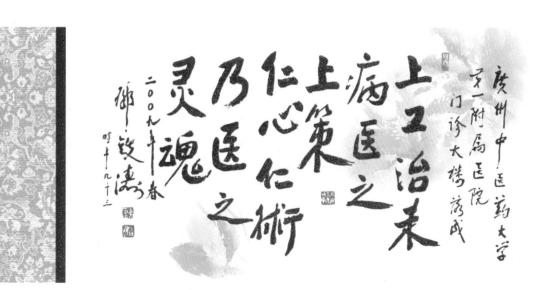

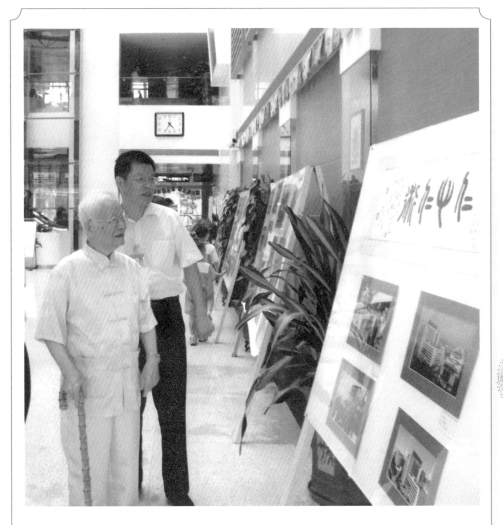

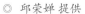

◎ 邱荣婵 提供

　　2009 年 10 月 28 日，广州中医药大学第一附属医院办公室主任方宁陪同 93 岁的邓老参观院庆系列活动之书画摄影展。

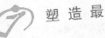

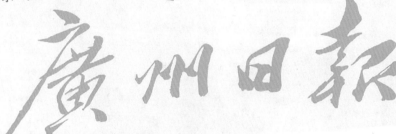

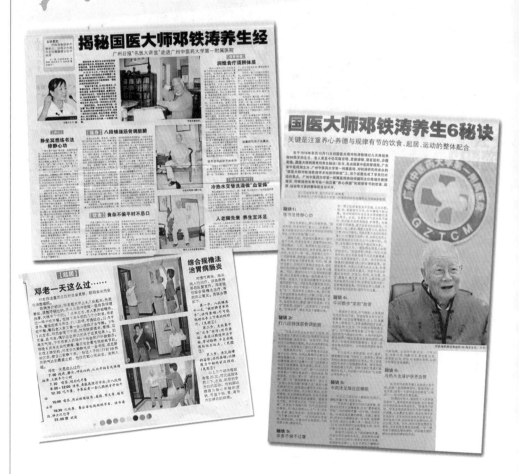

广州日报

广州日报"名医大讲堂"走进广州中医药大学第一附属医院 揭秘国医大师邓铁涛养生经

养生先养心　养心先养德

名医大讲堂

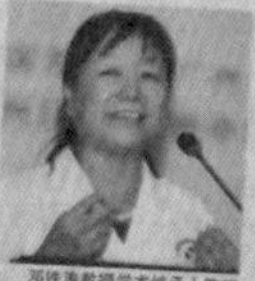

邓铁涛教授学术继承人陈瑞 芳主任中医师。

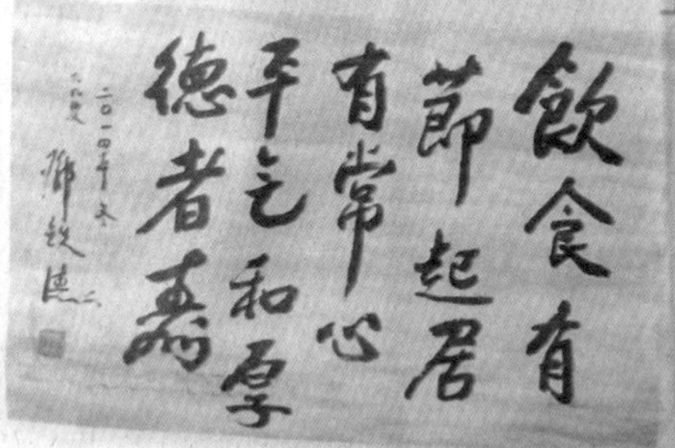

长辈告诫后生仔 莫到病时才保健

为向邓老学习中医 泰国粉丝追到广州

听众齐学"八段锦" 打完直呼"好舒服"

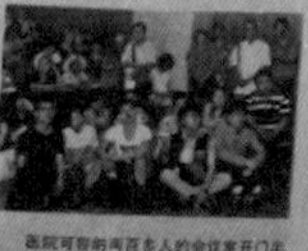

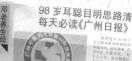

饮食有节
起居有常
心平气和
德者寿

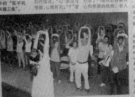

养心关键是静心 "八段锦"是最爱

邓老养生经

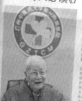

98岁耳聪目明思路清 每天必读《广州日报》

邓老养生经

第一章　国医大师邓铁涛养生法

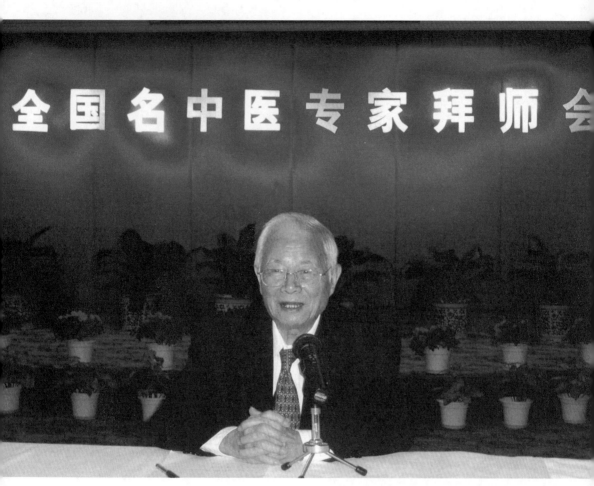

全国名中医专家拜师会

　　邓铁涛教授是广州中医药大学终身教授，博士生导师，全国著名的中医学家和教育家。"学我者必须超过我"是邓老授业的座右铭，邓老不仅在专业上毫无保留地把自己的知识和经验传授给学生，更可贵的是在人格上引导学生，教育学生要"立志先立德""学我者必须超过我"。这朴素的话语，体现了邓老作为长者的大气和作为师长的严厉，也体现了一代名医对青年后辈的殷切期望。

王正一君 一九九九年
迎迓中国国家
考试未有
前明研究
生经三年
之学习……
研究顺
利通过
论文答
辩……
获硕士研位按承的一
贯主张学承者必须起
迎承古老此以赠
一九九三年……月
邓铁涛

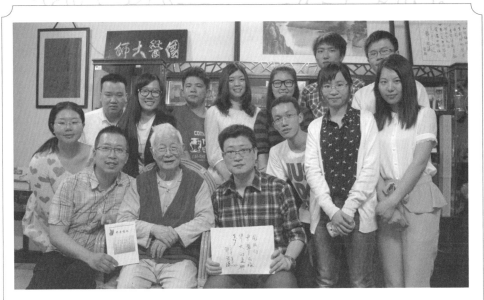

◎ 广州中医药大学国学社 提供

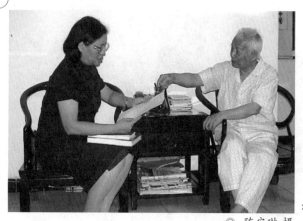

» 邱仕君（左）、邓铁涛（右）

◎ 陈安琳 摄

2005 年，89 岁的邓老筹备"医学大家校园行"巡讲报告"仁心仁术"，活动前夕与邱仕君讨论报告内容。

邱仕君，1991 年被遴选为首批全国老中医药专家邓铁涛学术经验继承人。曾任广州中医药大学研究生处处长、教务处处长，现任邓铁涛研究所副所长、研究员。

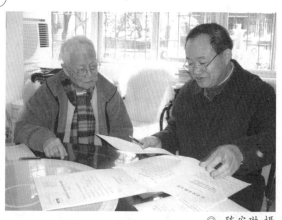

» 邓铁涛（左）、刘小斌（右）

◎ 陈安琳 摄

2009 年 1 月 20 日，刘小斌向邓老汇报国家重点基础研究发展计划（973 计划）"中医五脏相关理论继承与创新研究"课题进展。

刘小斌，邓铁涛教授学术继承人。广州中医药大学医史文献专业学术带头人，博士生导师，邓铁涛研究所副所长、研究员。

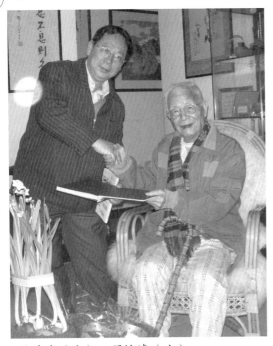

2010 年 2 月 4 日，邓老签名赠书吴伟康。

吴伟康，2003 年被遴选为第三批全国老中医药专家邓铁涛学术经验继承人，中山大学医科教授，博士生导师，中山大学中西医结合研究所所长。任中国中西医结合学会副会长、广东省中西医结合学会会长。

» 吴伟康（左）、邓铁涛（右）

◎ 陈安琳 摄

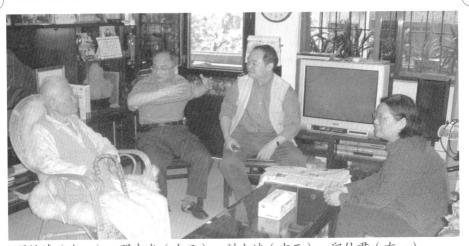

» 邓铁涛（左一）、邓中光（左二）、刘小斌（右二）、邱仕君（右一）

◎ 陈安琳 摄

2011 年 4 月 10 日，邓铁涛教授与刘小斌、邱仕君、邓中光三位副所长一起讨论邓铁涛研究所工作。

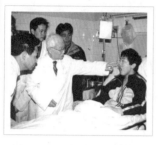
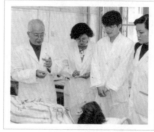
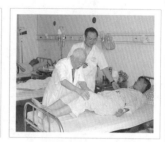
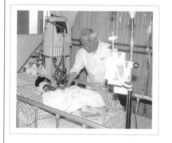
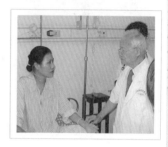

　　"我的成就有一半是病人给的"邓老常说，"我的病人是我的服务对象，也是我的老师，因为你的经验从哪里来呀？人家把生命托付给你，和你共同创造，所以我认为我的学识，不全是我的，其中有一半是病人给的。"

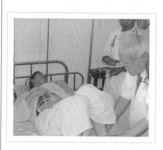
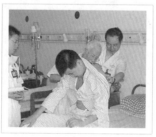
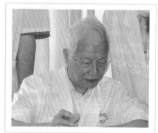

◎　陈安琳　提供

CHINA NEWS OF TRADITIONAL CHINESE MEDICINE

中國中醫藥報

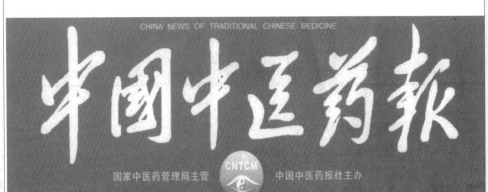

国家中医药管理局主管　　CNTCM　　中国中医药报社主办

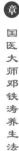

邓铁涛：推广中医是医改最好方向

本报记者 方宁 通讯员 张秋霞

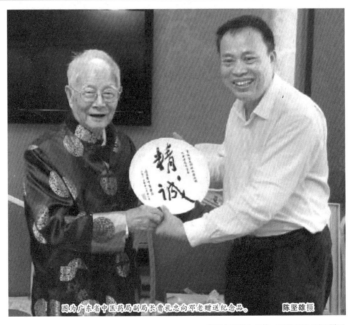

图为广东省中医药局副局长曹礼忠向邓老赠送纪念品。　　陈坚雄摄

11月13日，是国医大师邓铁涛教授97岁大寿。在生日庆祝会上，邓老指出，党的十八届三中全会讲到要深化医疗卫生体制改革。我们要充分发挥中医药简、便、廉、验的作用，切实解决广大民众疾苦，推广中医是医改的最好方向。

广东省中医药管理局局长曹礼忠，广州中医药大学党委书记黄斌，广州中医药大学第一附属医院党委书记冼绍祥、院长樊粤光及邓老的弟子聚集一堂，为邓老庆祝97岁生日。尽管邓老已是耄耋之年，仍不忘中医事业，多次向大家表达，只要多活一天，就为中医事业的发展多呐喊一天。

黄斌说，"国医大师"邓老的示范作用和影响力非比寻常。邓铁涛研究所设置在广州中医药大学第一附属医院，医院要用好邓老宝贵的精神财富，充分发挥其中医药引领作用，带动一个"国医大师"领军团队的发展，传承和弘扬邓老的学术思想，让邓老精神发扬光大。

邓铁涛对中医药事业的发展倾注了毕生的心血，他集中医临床家、教育家、理论家与战略家于一身之影响力，数度上书中央，积极建言献策，被中医药界同行称为"领头羊"。

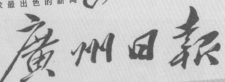

追求最出色的新闻　塑造最具公信力媒体

广州日报

邓铁涛："中医不怕流感"

中医治流感主张"寒温并用"，大葱酸醋都是预防流感的好东西

冬春之交正是广州每年流感的高发季节，再加上前段时间邻近广州的香港地区，不少学校和老人院都出现了流感暴发。因此，广州中医药大学第一附属医院的名老中医专门开出药方，并由医院煎煮好热腾腾的中药方便市民现场购买服用。

虽然很多广州人都相信中医能防治流感，但当中究竟有何奥妙和道理，许多人不甚了。对此，广州中医药大学第一附属医院教授、博导，原广州市非典防治中医组组长钟嘉煕告诉记者，流感类似中医的"时行感冒"，在防治上主要以清热解毒灭菌衰的中药为主，副作用很少，一般市民均可服用。而中医泰斗邓铁涛更曾说过："中医不怕流感，温寒并用，我们治流感胸有成竹！"

医学指导／广州中医药大学第一附属医院教授、博导，原广州市非典防治中医组组长钟嘉煕

文／记者翁淑贤　通讯员方宁、张秋霞

中医：流感之因是外感淫邪

广州中医药大学第一附属医院教授、博导，原广州市非典防治中医组组长钟嘉煕认为，流感类似中医的"时行感冒"，是由病毒入侵人体所致的一种急性呼吸道传染病。

"流从中医的角度来看，流感是外感淫邪所致。"钟教授解释，人体正气虚弱，起居不慎，过度疲劳，更易感邪而发病。若由口鼻而入，肺首当其冲，肺又主毛皮腠，放病邪常可在肌表出现恶寒发热，全身酸痛，乏力，咽痒，咳嗽，鼻塞流涕等邪毒犯人入里所见，如高热，乏力甚则抽搐昏迷等。邪毒犯人入里甚，亦向各脏腑功能减退，身重疲惫，无汗或有汗较重的病人，则有少数病情有所耗血伤阴。

食疗：多吃些杀菌的东西

中医治流感
主张"寒温并用"

据钟嘉煕介绍，目前西医对流感尚无可靠的抗病毒药物，相比之下，中医防流感有着很深厚的学术沉淀和丰富经验。钟教授引用中医泰斗邓铁涛的话说："中医不怕流感，早在1700年前的汉代张仲景已经有了有效的学术与经验，加上明清温病学家的研究成果，所以邓老才会很自信地说：我们有所恃！"

中医有着"伤寒学说"和"温病学说"之分，在现代临床上，中医在防治各种传染性流感病方面主张"寒温并用"，综合兼顾卫生长，也确收到很好的效果。流感防治自然也就更讲究一思路而已。如一病人感冒咳嗽了几周，针针打了不少，仍不见好；后用"清凉散"、"小柴胡"等很快就好了。这些都是出自然亲及力，中医有不少妙法。

1 蝉蜕解表汤：蝉蜕、僵蚕、板蓝根、连翘各10克，薄荷等各6克，蜂蜜、佩兰上药用水浸泡30分钟，武火煮15分钟，再剂煮2次，取出去渣液约200毫升，分次温服。用于1～2只，合2～4次温服，型流感。

2 流感嗓咳饮：布梗6克，蔓荆、佩兰羊根各10克，儿蝎虫叶12克，嘱蕊苦15克，冬20克，杷叶10克，和枝20克，桔梗15克，蝉蜕15克，每日1剂，武火煮10分钟，过温服热煮汤各1剂，用2次温服，用于暑湿型流感，用于6剂。

3 蓝地汤：板蓝根50克，地大50克。

另外，据钟教授介绍组，中医治流感还可根据不同的症候和需要，配合使用涂、搽、熨、敷等各种独特的外治法。

外感风寒

1 葱白末、生姜各30克，食盐6克，白每加入3味同炒烫，趁热前后用布包好，敷于头30

广东科技报 健康科学周刊

为您的健康加油

2009年3月 24日 星期二 农历二月廿八

广东科技报社出版 第3138期 国内统一刊号CN44-0113 邮发代号:45-4

93岁高龄的中医泰斗邓铁涛教授认为，"贬中医派"纯属民族虚无主义的回光返照

中医的路子必将越走越宽

"中医是科学，而且是以人为本的科学。"我国93岁高龄的著名中医学家、广州中医药大学终身教授、中医泰斗邓铁涛教授说，中医倡导仁心仁术，他不能为了搞科研写论文去干那些金钱就给病人多不必要的检查。该是本报"破解民间中医生存困局"的系列报道，邓铁涛教授认为很有意义。同时，他就有关中医发展及未来谈了一些自己的观点。

中医迎来新的发展契机

"中医的理论是超前的，是一种信息医学。"邓铁涛教授介绍说，20世纪的西医理论是机械唯物论，某种程度上是实验医学，实验的模型大多缺乏心理、社会等因素，而21世纪的医学模式已经发展成为"生物—心理—社会"单一的信息医学模式必然会被多维医学所取代。中医几千年的实践表明，中医注重"心理因素"、情绪因素"、"天人合一"，对疾病的治疗，讲求生物—心理—社会—环境模式。西医不是越来越强调治疗性生活方式的改变吗？这些恰好是中医的优势。他认为，那些打着"取缔中医"幌子的所谓的"科学家"、"哲学家"叫嚣着"告别中医"、"中医药退出国家医疗体制"，是民族虚无主义的回光返照。

邓铁涛说，"中国政府重视发展中医药事业，把中医与西医摆在同等重要的位置，写进了我们的根本大法(宪法)之中。这是中国人民正确的选择，是中华民族健康事业的福祉所系。中医、西医，中西医结合三支力量长期并存，是我们的基本方针。在今年的政府工作报告中，总理在推进医药卫生事业改革发展时指出，要充分发挥中医药和民族医药在防病治病中的重要作用，这是中医发展的一个新契机。"

20年后西医或向中医取经

当记者问邓老，中医西医孰强孰弱时，邓老回答说，中医中药是我国的文化瑰宝，甚至可以说是我国的"第五大发明"。

（下转第三版）

【人物画像】

邓铁涛:(1916–)，广东开平人，出身于岭南名医世家，是首批享受国务院特殊津贴的专家、国家中医药管理局中医药工作委员会顾问委员、中国中医药学会中医理论整理研究委员会副主任委员、国家卫生部物审评委员会首席专家、广州中医药大学博士生导师等。他认为中医学的发展是从实践带来的，较之西医从生物模式对人体进行研究而言，中医始终是把人体放在天地之间进行研究，形成"天人相应"的医学观，所以中医的路子必将越走越宽。

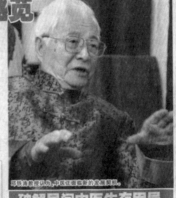

邓铁涛教授认为，中医正迎来新的发展契机。

破解民间中医生存困局

系列报道之六

（上接第一版）西医发展到现在的水平，它是以生物为本，凡病要找到病毒的源头，找到无误，再采用对抗的方法，把它杀死，西医是以人为本，它把病邪看成进入人体后的反应进行归类，人力一方，邪为另一方，战略战斗法西医和中医的路数不同。西医对抗性的治疗方案不能包打天下，但病毒会变异和有耐药性，越来越多，西药也要经常更新换代，西医的路子会越走越长。而中医采用的是扶正祛邪的思路，中医所谓的扶正，就是提高西医所谓的免疫功能，提高身体里面的抗病能力。世界认识到免疫功能只有50年，但是我们中医早就知道邪

之与正，用正气、比免疫功能更广。"我预计，20年后，西医在理论上可能要倒向中医学。"

发展中医 人才是根本

"青年中医师的培养，功在当代，利在千秋，是中医发展的头等大事！现在，党发展壮大中医人才力量培养人才？这是时候的关键与核心。"邓铁涛教授说，真正的中医是固定土长的，就一定要培养"铁杆中医"。什么是"铁杆中医"呢？就是立足于中华优秀文化基础上，潜扑中医药自身发展的规律、科学内涵，不能简单地跟着西医的思维来做，而是在继承中、不断创新和发展，要充分发挥中医药的优势。以"上工治未病"为例，"治未病"比"亚健康"的概念还要超前。"亚健康"已经是健康出现了。但是，"治未病"就是健康状态下就要做到"未雨绸缪"，讲明了中医在预防、保健、治疗等方面的优势，青年中医最熟练掌握望闻切诊、推拿等技能的运用，另一方面，中医最难精、青年中医要学习的越多，要学多了解中国文化、熟悉科学知识，要多了解中国文化，了解中医、热爱中医，用中医，投身中医，知老子、庄子等诸子百家的论述，投身中医、热爱中医，用中医，投身中医。

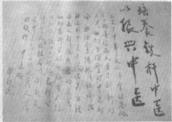

邓铁涛教授题词"培养铁杆中医，以振兴中医"

本报常年法律顾问 韦华腾 教授(省委党校法学部主任 省人大常委会立法顾问)

第一章 国医大师邓铁涛养生法

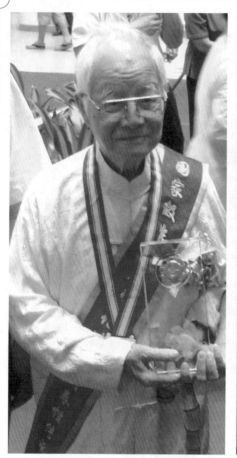
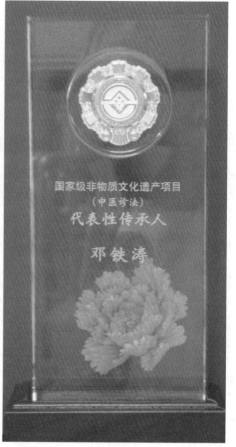

◎ 李锦洪 摄　　　　　　　　　　　　◎ 陈安琳 摄

　　2007年，邓铁涛教授荣获首批"国家级非物质文化遗产项目（中医诊法）代表性传承人"称号。

　　邓老数十年如一日地忘我工作，在长达70多年的从医生涯中，他始终怀着一颗仁慈关爱之心，帮助无数病人摆脱病痛的折磨，并蜚声中医界，成为中外享有盛名的国医大师和铁杆中医。

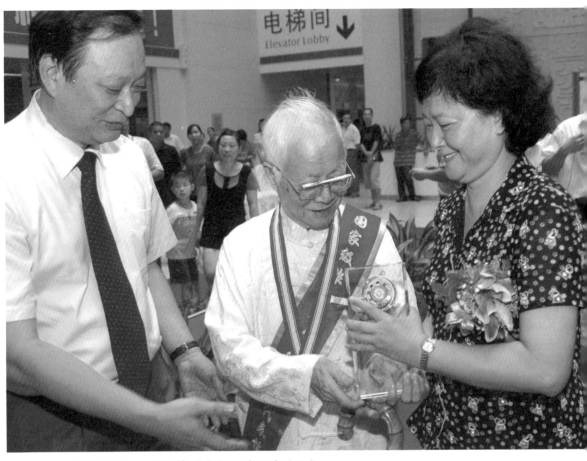

» 王国强（左）、邓铁涛（中）、雷于蓝（右）

◎ 李锦洪 摄

　　时任卫生部副部长、国家中医药管理局局长王国强和广东省副省长雷于蓝为邓老颁发由广东省中医药强省建设联席会议授予的一次性特殊津贴，以及"国家级非物质文化遗产项目（中医诊法）代表性传承人"奖章。

四、神以静为养

邓老强调，养生勿忘养心。《黄帝内经·素问·灵兰秘典论篇》："心者，君主之官，神明出焉。"说的是心为人身之主宰，主神明，可以驾驭精神情绪，维持机体内外环境的平衡，保证机体的健康。邓老酷爱读经典，如《论语》《孟子》《庄子》《道德经》等；闲暇时，他喜欢练习书法，每当心情不好的时候，便会习惯性地持笔写字令自己安静下来。邓老说，书法能养神，养神能练意，将一切杂念抛诸九霄云外，这种全身心的投入，有益于健康长寿。

此外，邓老平时还习惯通过静坐、冥想等方法使自己获得内心的平静。邓老说，人若想健康长寿，除了要有健康的体魄，还要有一个好的精神。

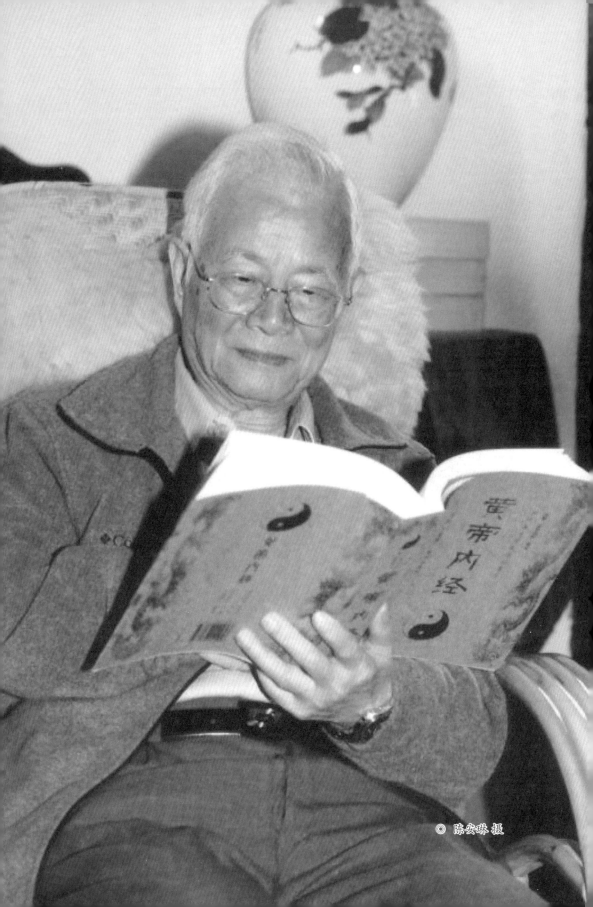

© 陈安琳摄

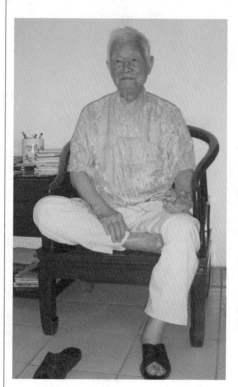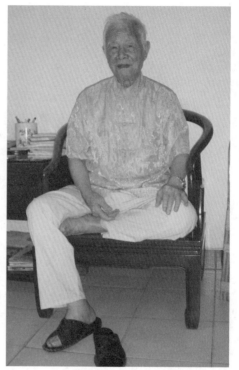

◎ 陈安琳 摄

　　邓老静坐时身体随意放松，通常他习惯单腿交换盘坐，不勉强自己一定要盘双腿，而是让自己舒舒服服、静静地入座。这一点很值得大家借鉴，特别是老年人修习静心功，能盘双腿就盘双腿，不行就单腿。

　　静坐时他自然闭目，排除脑中杂念，专注于一呼一吸，有助于厘清思路、平复心情、集中注意力。不过，静坐时间久了，气血易短暂地凝滞，所以邓老每次静坐都视状态控制在一定时间内，若坐久了，则会通过按摩等手法来疏通四肢的气血。很多人静坐时很难做到完全不想事，他建议大家只要思维不太活跃，坐着发呆也有好处，让自己全身放松，最重要的是让心静下来。

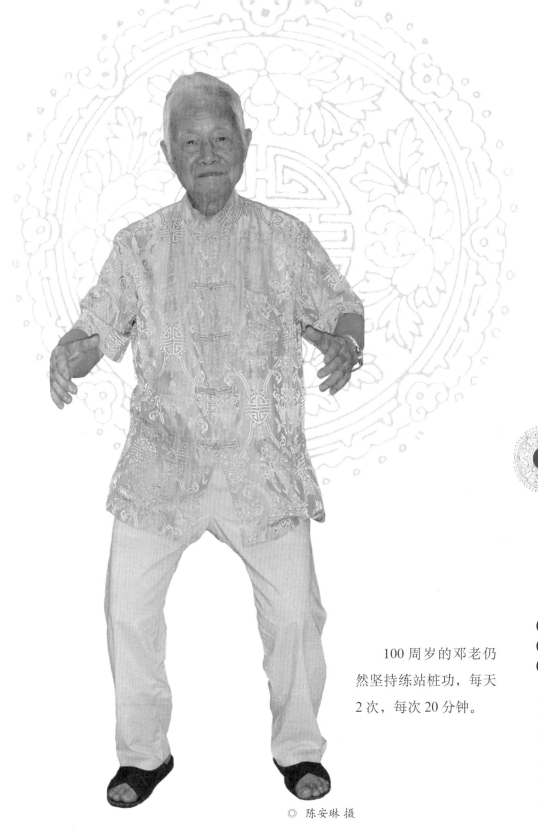

100周岁的邓老仍
然坚持练站桩功，每天
2次，每次20分钟。

◎ 陈安琳 摄

第一章 国医大师邓铁涛养生法

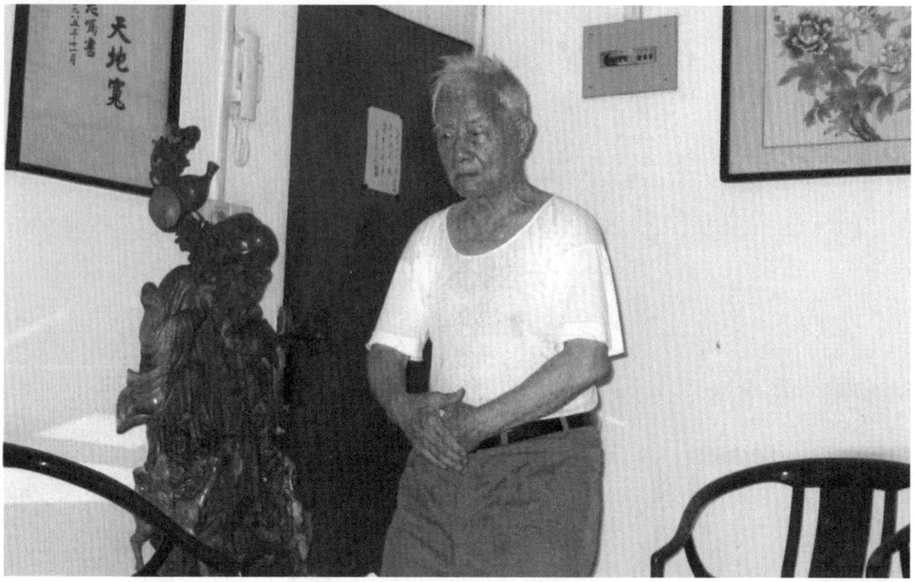

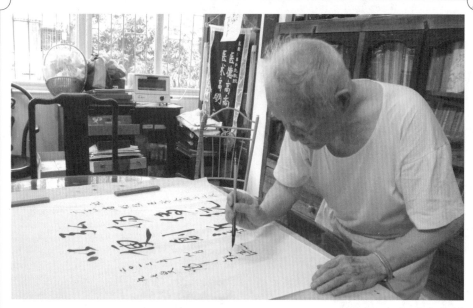

◎ 陈安琳 摄

2006 年 7 月 15 日，下大雨，邓老在家练气功。

◎ 陈安琳 摄

2014 年，邓老挥毫泼墨，祝贺广东省传统医学会成立。

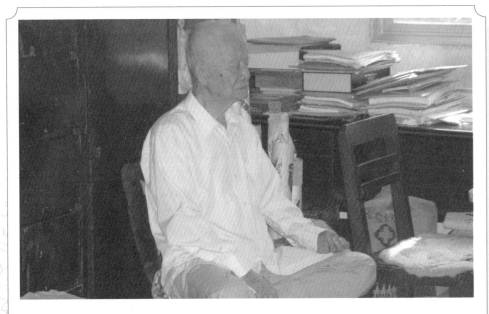

2011 年 10 月 29 日，邓老讲课后练气功养神。

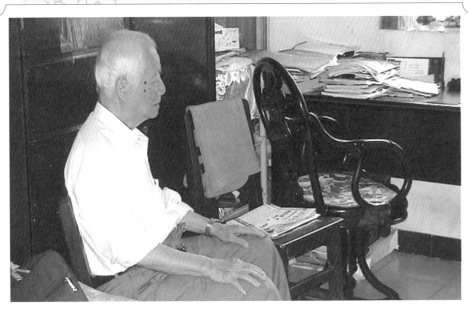

2005 年 6 月 8 日，邓老在下午时分练松静功。

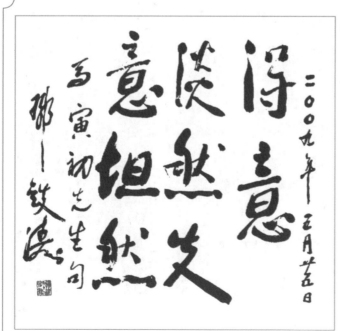

◎ 陈安琳 摄

工作之余，邓老习惯欣赏自己的书法作品，这也是养生很重要的一环。邓老说，心情舒畅，则经络畅通，气血调和。这也是邓老养心、静心、舒缓压力的方法。

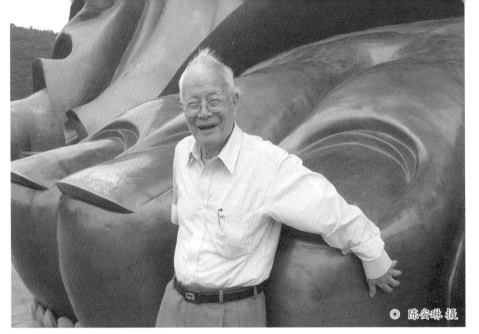

2005 年 6 月，89 岁的邓老在江苏无锡参观灵山大佛，正当游客们都忙着"抱佛脚"时，邓老却笑着说："我不抱佛脚，我要背大佛。"一转身留下了美好的回忆。这就是邓老的与众不同。

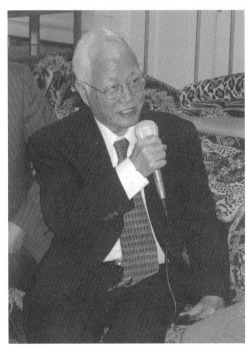

知足则常乐
养生先养心
各法应有效
贵在能坚持

当代名老中医养生宝鉴

示范

邓铁涛

邓老强调"静心"在"养心"当中最重要。

2006 年 11 月，在邓老九十大寿的宴会上，邓老高歌《在太行山上》。

邓老有很多兴趣爱好，平时也喜欢唱歌。他说，唱歌可以抒发个人情感，也是放松和愉悦心情的好方法。

五、强身动为要

生命在于运动，邓老说"动则生阳"，阳气是人体生殖、生长、发育、衰老和死亡的决定性因素。我们每天学习和工作，我们身体对疾病的抵抗都需要阳气的支持，所谓"得阳者生，失阳者亡"。阳气越充足，人越强壮；阳气不足，人就会生病；阳气完全耗尽，人就会死亡。如果人久坐少动，阳气无以化生，就容易感到疲倦乏力，没有精神。

邓老一生酷爱八段锦，每天早上练习八段锦，是他必做的功课。有人以为八段锦、太极拳是老年人的运动项目，但邓老说，他自年轻时就开始坚持每天练习八段锦。他还结合自身多年练习的经验，对传统的八段锦动作进行了改良，使其成为现下很受群众欢迎、简单易学的"邓老八段锦"，很多群众不远千里，专程来到广州，寻找邓老八段锦的光盘。

邓老说，八段锦是中国优秀的传统保健功法。古人认为这套动作像八匹绫罗绸缎那样美好、珍贵，故名八段锦。整套动作柔和连绵，滑利流畅，有松有紧，动静相兼，简单易练，功效显著。

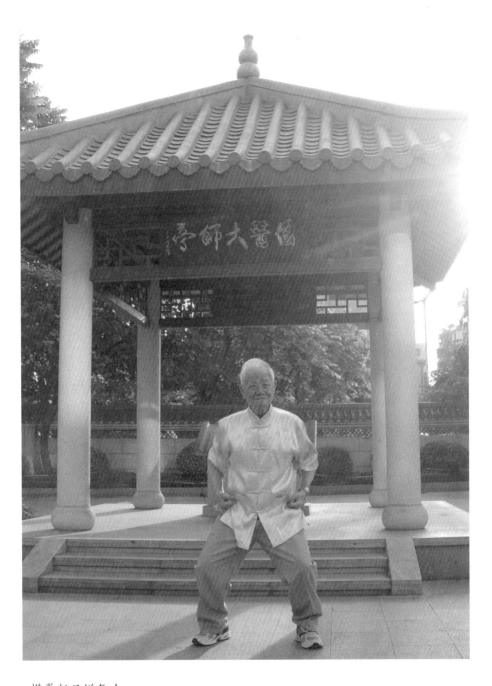

» 攒拳怒目增气力

◎ 李锦洪 摄

2010年6月19日，邓老在广州中医药大学第一附属医院国医大师亭前示范八段锦。

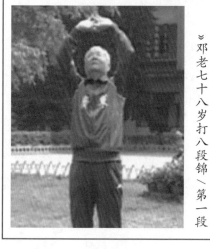

≪邓老六十八岁打八段锦＼第一段

≪邓老七十八岁打八段锦＼第一段

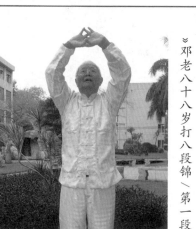

≪邓老八十八岁打八段锦＼第一段

◎ 邓中光 提供

邓老八段锦

第一段：两手托天理三焦

预备姿势　直立，两臂自然下垂，手掌向内，两眼平视前方，舌尖轻抵硬腭，自然呼吸，周身关节放松，足趾抓地，意守丹田，以求精神集中片刻。

动作　双臂微屈，两手从体侧移至身前，十指交叉互握，掌心向上，两臂徐徐上举，至头前时，翻掌向上，肘关节伸直，头往后仰，两眼看手背，两腿伸直，同时脚跟上提，挺胸吸气。两臂放下，至头前时，掌心由前翻转向下，脚跟下落，臂肘放松，同时呼气。如此反复 16～20 遍，呼气、吸气应均匀。最后十指松开，两臂由身前移垂于两侧，以作收势。

功效　此段动作是四肢和躯干的运动，以挺胸仰头为主，有利于胸廓的扩张，活动颈椎及颈部诸肌，加强深呼吸，吸进更多的新鲜空气，使身体有更多的氧气，解除疲劳，清醒头脑。

要领　两手要绷直，眼睛看着手，脚跟要离地。

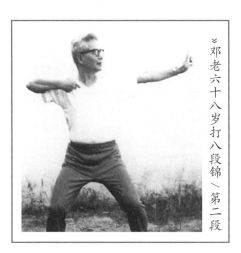

邓老六十八岁打八段锦／第二段

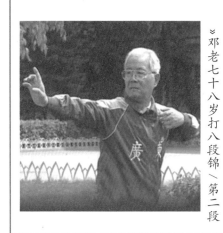

邓老七十八岁打八段锦／第二段

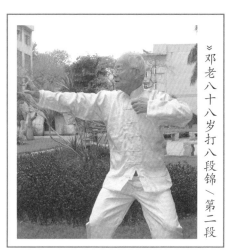

邓老八十八岁打八段锦／第二段

◎ 邓中光 提供

第二段：左右开弓似射雕

预备姿势　左脚向左侧跨一步，两腿屈膝成马步，上体直，同时两臂平屈于两肩前，左手食指略伸直，左手拇指外展微伸直，右手食指和中指弯曲，余指紧握。

动作　左手向左侧平伸，同时右手向右侧猛拉，肘屈与肩平，眼看左手食指，同时扩胸吸气，模仿拉弓射箭姿势。两手收屈于胸前，成复原姿势，但左右手指伸展相反，同时呼气。右手向右侧平伸，同时左手向左侧猛拉，肘屈与肩平，眼看右手食指，同时扩胸吸气。如此左右轮流开弓 16 ～ 20 次。最后还原成预备姿势和收势。

功效　这段动作的重点是运动胸部与颈椎，两臂外展且左右交替猛拉，促使胸廓扩大，增强呼吸功能与血液循环，颈椎左右旋转运动，增加头部的血液循环，有利于身心健康。

要领　左右开弓的两手要平，马步要稳，两手绷紧时稍用力，其余不用力。

49

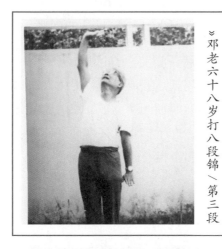

≫邓老六十八岁打八段锦＼第三段

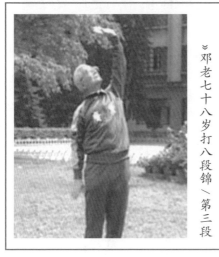

≫邓老七十八岁打八段锦＼第三段

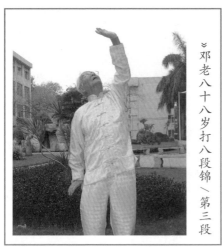

≫邓老八十八岁打八段锦＼第三段

◎ 邓中光 提供

第三段：调理脾胃须单举

预备姿势　立直，两臂自然垂于体侧，脚尖向前，眼睛平视前方。

动作　右手翻掌上举，五指伸直并拢，掌心向上，指尖向左，同时左手下按，掌心向下，指尖向前，拇指展开，头向后仰，眼看右手指尖，同时吸气。复归原位，同时呼气。左手翻掌上举，五指伸直并拢，掌心向上，指尖向右，同时右手下按，掌心向下，指尖向前，拇指展开，头向后仰，眼看左手指尖，同时吸气。复原再呼气。如此反复16～20遍，运动时宜配合均匀呼吸。

功效　此段动作是两臂交替上举与下按，上下用力牵拉，同时仰头、直腰、脊柱侧屈，使两侧内脏器官和躯干肌肉做协调的牵引，主要作用于中焦，促使肠胃蠕动，增强脾胃消化功能。

要领　手在上举时稍用力，使腰部稍有牵拉的感觉。

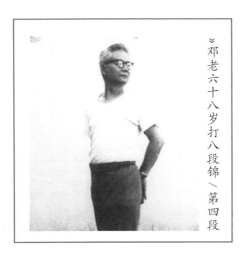

≫邓老六十八岁打八段锦／第四段

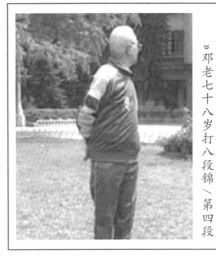

≫邓老七十八岁打八段锦／第四段

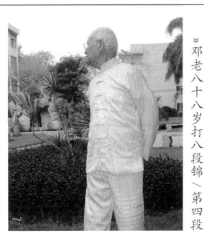

≫邓老八十八岁打八段锦／第四段

◎ 邓中光 提供

第四段：五劳七伤往后瞧

预备姿势 直立，两臂自然伸直下垂，手掌向腿旁贴紧，挺胸收腹。

动作 双臂后伸于臀部，手掌向后，躯干不动，头慢慢向左旋转，眼向左后方看，同时深吸气，稍停片刻。头旋转复归原位，眼平视前方，并呼气。头慢慢向右旋转，眼向右后方看，并吸气稍停片刻。头旋转复归原位，眼平视前方，并呼气。如此反复16～20遍。最后还原成预备姿势和收势。

功效 本段动作使头、胸部反复用力，左右旋转，增强颈部肌肉的收缩能力，加强胸椎和胸骨的活动，主要增强肺脏机能，同时增加脑部的血液供给，对脏腑气血和全身均有协调作用，对防治五劳七伤都有好处。

要领 上半身可以转动，眼睛尽量向后看，下半身不动。

51

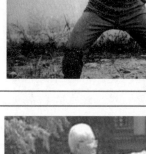

≫ 邓老六十八岁打八段锦／第五段

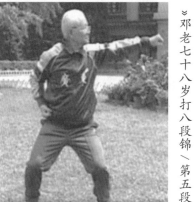

≫ 邓老七十八岁打八段锦／第五段

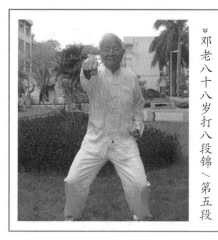

≫ 邓老八十八岁打八段锦／第五段

◎ 邓中光 提供

第五段：攒拳怒目增气力

预备姿势　两腿分开屈膝成马步，两侧屈肘握拳，拳心向上，两脚尖向前或外旋，怒视前方。

动作　右拳向前猛冲击，拳与肩平，拳心向下，两眼睁大，向前虎视。右拳收回至腰旁，同时左拳向前猛冲击，拳与肩平，拳心向下，两眼睁大，向前虎视。左拳收回至腰旁，随即右拳向右侧冲击，拳与肩平，拳心向下，两眼睁大，向右虎视。右拳收回至腰旁，随即左拳向左侧冲击，拳与肩平，拳心向下，两眼睁大，向左虎视。以上动作要配合呼吸，拳冲击时呼气，回收复原时吸气，反复进行 16～20 遍。最后两手下垂，身体直立。

功效　这段动作主要运动四肢和眼肌，握拳要紧，脚趾用力抓地，全身用力，聚精会神，瞪眼怒目，激发大脑皮层和交感神经，使其兴奋，加强心脏血液循环，收缩全身肌肉，以利于气血的运行。

要领　手臂要用力，拳头转着出去，其余不用力。

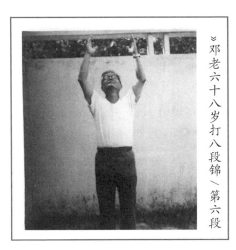

≫邓老六十八岁打八段锦＼第六段

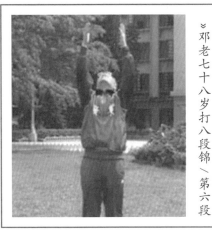

≫邓老七十八岁打八段锦＼第六段

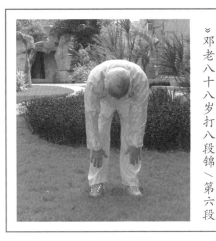

≫邓老八十八岁打八段锦＼第六段

◎ 邓中光 提供

第六段：两手攀足固肾腰

预备姿势　直立，两臂自然伸直下垂，手掌向腿旁贴紧，两腿直立，两手自然置于体侧，呈立正姿势。

动作　两臂高举，掌心相对，上体背伸，头向后仰。上体尽量向前弯曲，两膝保持正直，同时两臂下垂，两手指尖尽量向下，头略抬高。如此反复 16 ～ 20 遍。此段可用自然呼吸，最后还原收势。

功效　此段动作，包括头部后仰、上体背伸和弯腰活动，主要运动腰部，并能加强心肺机能，将大量新鲜血液供给头部和全身组织。经常锻炼腰部，有强肾的作用，既能医治腰腿痛以及腰肌劳损等常见病，又能增强全身机能。

要领　双手尽量往下靠近足部，初学者和老人要循序渐进，向下的幅度不宜太大。

第一章　国医大师邓铁涛养生法

54

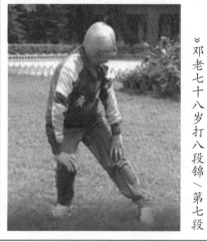

≫邓老六十八岁打八段锦／第七段

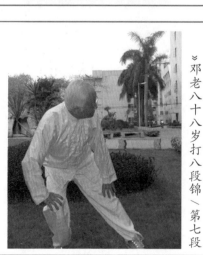

≫邓老七十八岁打八段锦／第七段

≫邓老八十八岁打八段锦／第七段

◎ 邓中光 提供

第七段：摇头摆尾去心火

预备姿势　两腿分开，屈膝下蹲成马步，两手按在膝上，虎口向内。

动作　上体及头前俯深屈，随即在左前方尽量作弧形环转，头胸尽量向左后旋转，同时臀部相应右摆，左膝伸直，右膝弯曲。复原成预备姿势。上体及头前俯深屈，随即在右前方尽量作弧形环转，头胸尽量向右后旋转，同时臀部相应左摆，右膝伸直，左膝弯曲。复原成预备姿势。如此反复16～20遍，可配合呼吸，头向左后（或右后）旋转时吸气，复原时呼气，最后直立而收势。

功效　这段动作是全身运动，尤其是颈椎、腰椎及下肢的活动，头部尽量向后旋转，不仅可以锻炼颈部肌肉和关节，而且对锻炼胸廓也起到一定的作用。腰椎活动能锻炼腰部肌肉、关节、韧带等，对治疗腰部疾患及下肢活动都有良好作用。

要领　动作要柔和，向后看的时候一条腿弯曲，另一条腿伸直。

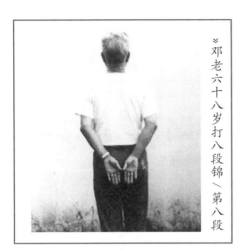

≫邓老六十八岁打八段锦＼第八段

第八段：背后七颠百病消

预备姿势　立正，两手置于臀后，掌心向后，挺胸，两膝伸直。

动作　脚跟尽量上提，头向上顶，同时吸气。脚跟放下着地并有弹跳感，同时呼气。如此反复进行16 ~ 20次。最后恢复成预备姿势及收势。

功效　这段动作使全身肌肉得到放松，强调脚跟上提后做轻微的震动，使全身肌肉渐渐松弛，达到各脏器及肌肉缓解复原的目的。同时足部的弹性震动有利于脑和脊髓中枢神经的血液循环畅通，进而加强全身神经体液调节。

要领　全身要放松，脚跟落地时不要用力，要自然。

55

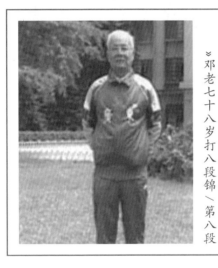

≫邓老七十八岁打八段锦＼第八段

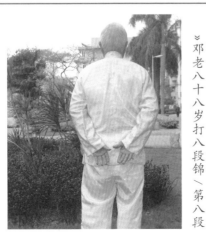

≫邓老八十八岁打八段锦＼第八段

◎ 邓中光 提供

第一章 国医大师邓铁涛养生法

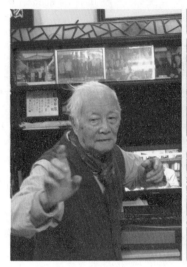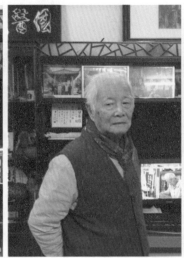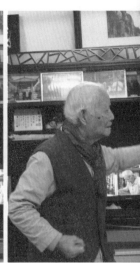

　　邓老强调，八段锦看似简单，但要真正达到显著的效果，还是要经过一段时间的苦练及深刻领会。

　　他要求在初学阶段，练习者采取自然呼吸方法。待动作熟练后，逐步对呼吸提出要求，练习者可采用练功时的常用方法——腹式呼吸。

　　在掌握呼吸方法后，开始注意呼吸与动作进行配合。这里存在适应和锻炼的过程，不可急于求成。

　　最后，逐渐达到动作、呼吸、意念的有机结合。如"两手托天理三焦"，每一个完整动作（上托、撑臂、下落）作为一个呼吸循环。这节呼吸是以上肢动作为主，吸气时腹肌收缩、凹腹隆胸，意念是将丹田之气提至膻中，

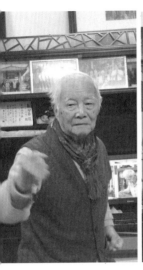 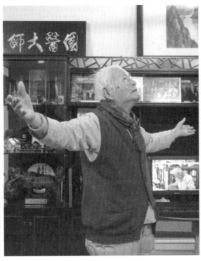 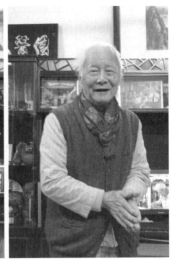

呼气时腹肌舒张、凸腹陷胸，意念是将膻中之气沉入丹田。这样往返推动内气的升降鼓荡，可以按摩胸腹两腔脏器，增加内气。

　　其实不论是腹式呼吸还是逆呼吸，都是气体在肺脏运动来推动横膈肌上下运动。闭气的目的是使引入丹田的气血更加充盈，通过呼气使全身气血调和、顺畅。该动作可以通三焦经、心包经，促进全身气血循环，改善各种慢性病症状；吐故纳新，调理脏腑功能，消除疲劳，滑利关节（尤其是对上肢和腰背）。

　　邓老100周岁时，仍然步履稳健，与他长期练习八段锦、太极拳的扎马步是分不开的。邓老强调，呼吸必须顺其自然，不可勉强。

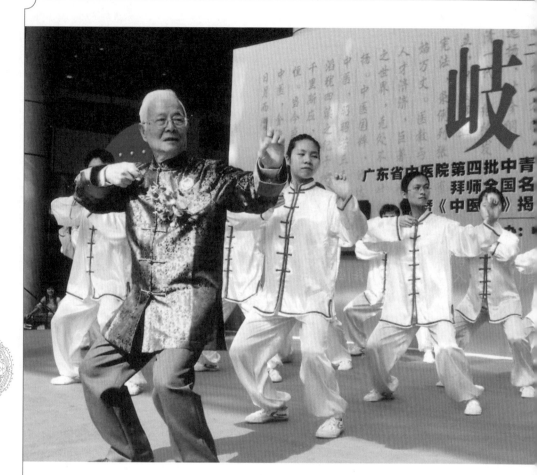

◎ 广东省中医院宣传处 提供

　　2004年12月2日，广东省中医院第四批中青年专家拜师仪式上，89岁的邓老带领年青一代练习八段锦，动作柔中有刚，风采不减当年。

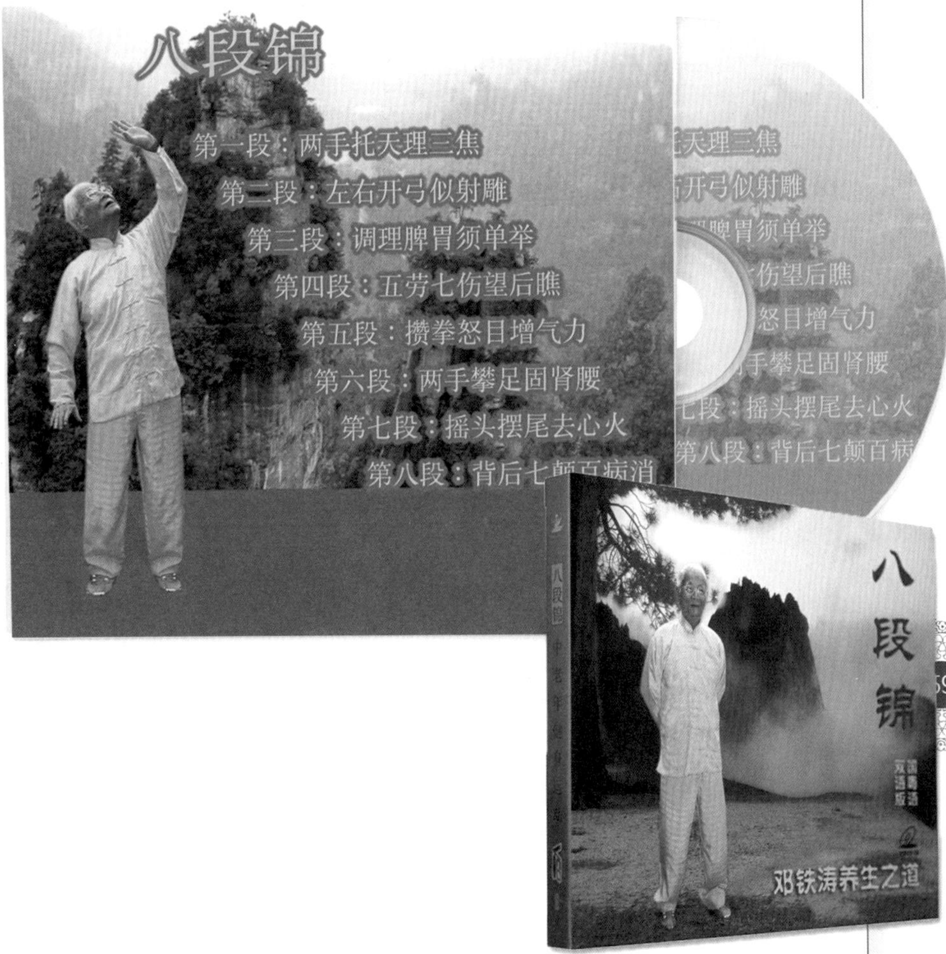

八段锦

第一段：两手托天理三焦

第二段：左右开弓似射雕

第三段：调理脾胃须单举

第四段：五劳七伤望后瞧

第五段：攒拳怒目增气力

第六段：两手攀足固肾腰

第七段：摇头摆尾去心火

第八段：背后七颠百病消

八段锦

邓铁涛养生之道

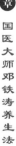

第一章 国医大师邓铁涛养生法

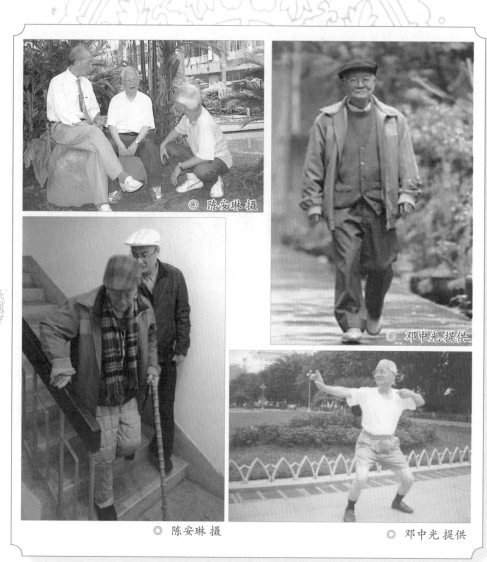

◎ 陈安琳 摄

◎ 邓中光 提供

◎ 陈安琳 摄

◎ 邓中光 提供

　　每天下午午睡起来后，邓老习惯在小区周围散步，这就是邓老常说的"采阳助肾"。下雨的时候，邓老会在宿舍的楼梯上运动。

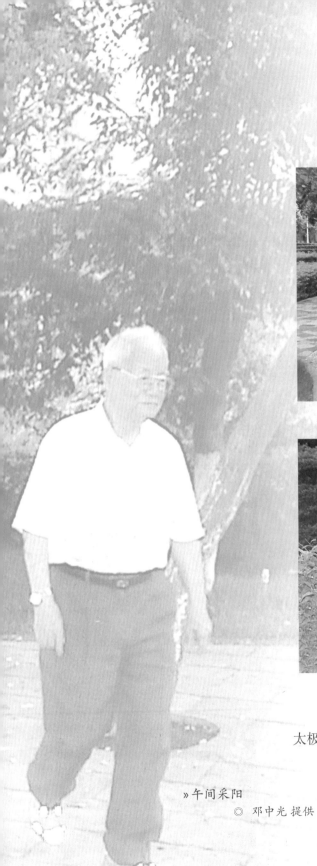

» 午间采阳

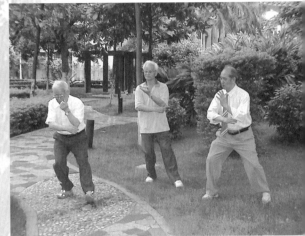

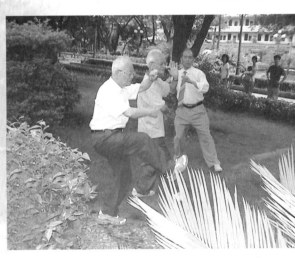

太极拳也是邓老热爱的运动之一。

六、饮食以杂为主

近十年来，记者采访邓老时，问得最多的问题就是："邓老您平时最爱吃什么？我们平时应该多吃哪些食物能够健康长寿？"每当这个时候，邓老总是笑着说："只有四个字，那就是'杂食不偏'。"邓老的日常饮食，看似俭朴，却蕴含着养生的大道理。

62

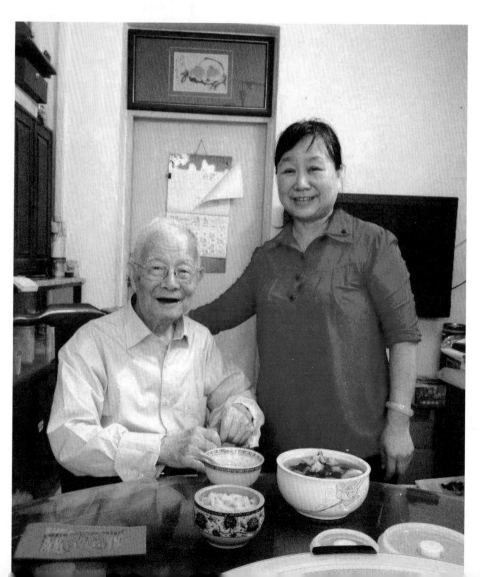

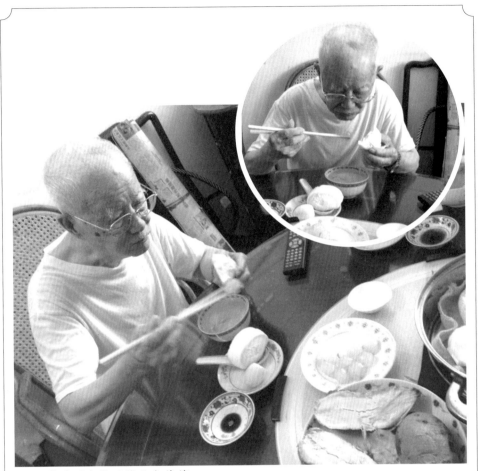

» 100 岁的邓老能用筷子夹葡萄

◎ 陈安琳 摄

1. 饮食清淡，注意营养

邓老的日常饮食偏于清淡，注意营养，强调要容易消化和吸收。主食以米饭为本，每周有 1 ~ 2 顿杂粮，如番薯、芋头、淮山、土豆、燕麦等。上图是邓老 100 岁时拍摄的照片。大家有没有留意到照片中邓老用筷子夹的是什么？是葡萄。邓老的家人非常用心，知道邓老平时以一日三餐为主，其他时间很少进食，便习惯将水果配在餐中。照片中是家人将葡萄剥好后放在盘中，邓老配着杂粮吃。大家可能没有想到，邓老此时已经是 100 岁，还能用筷子夹圆滚滚的小葡萄，这不是一般人能做到的事。大家想想，这说明了什么？说明邓老的平衡性仍然非常好，对于一个百岁老人来说，能用双筷精准夹到食物，这就是健康的体现。当编者提出这个问题时，邓老的家人笑着对编者说，他们家筷子功最好的是邓老，夹豆腐夹得最完整的也是邓老。为什么呢？邓老自年轻时便喜欢练习八段锦、太极拳、气功等，邓老的气功是有深厚的底蕴的，所以他除了平衡性好外，还能精准夹好所有软的、滑的食物。从一个微小的动作，我们可以看到邓老的康健。

2. 每天一杯奶

邓老对牛奶情有独钟，每天早上喝一杯牛奶，已经坚持多年。邓老的二儿媳妇陈安琳女士回忆，有一次邓老出差回到家，已经很晚了，邓老想起当天还没有喝牛奶，就对她说："安琳啊，你帮我冲杯牛奶吧，我要喝完这杯牛奶才能睡觉。"

3. 每天 1～2 颗核桃

邓老特别喜欢吃核桃，多年来，他每天吃 1～2 颗核桃。具体做法是：先将核桃肉放在小碗中，加少量水和盐，然后放在微波炉中加热 2 分钟，取出来晾 5～10 分钟后食用，松脆可口。邓老晚年时多用核桃配饭吃，他爱开玩笑说，人老了，牙齿不好，把饭与核桃一起吃更好。

邓老说：

核桃外形像大脑，有益智的作用，常食能增长智慧，保持大脑的记忆力，在烹饪核桃时加少量盐，能增加食欲，而且咸能入肾，吃核桃让他感到最明显的作用是夜尿减少，次日早晨大便通畅。中医认为，核桃有补肾壮腰、温肺定喘、润肠通便的作用。

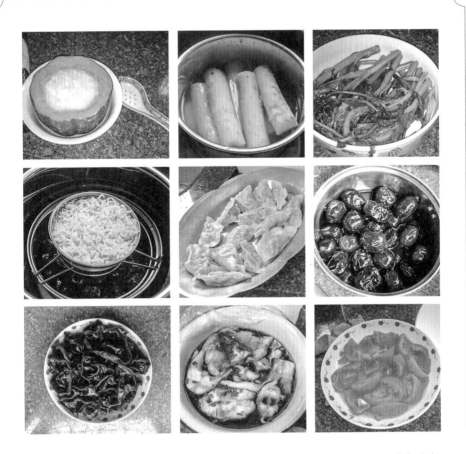

◎ 陈安琳 烹制 / 陈安琳 摄

4. 每周 3 ~ 4 餐鱼

    鱼是邓老最常吃和吃得最多的肉类之一。邓老说，鱼属高蛋白低脂肪的肉食，而且其蛋白质容易被消化、吸收。平时邓老吃鱼吃得比较杂，任何一种鱼他都吃，但是在食疗辅助方面，邓老强调多用鲫鱼、草鱼和鳙鱼。

邓老说：

    鲫鱼有益气健脾、利水消肿、通络下乳等作用。对于肝硬腹水患者，用鲜鲫鱼与赤小豆共煮汤服食有一定的疗效。而草鱼有暖胃和中的作用，是温中补虚的鱼类食品，脾胃虚寒者可多食草鱼。

鳙鱼又叫大头鱼，其鱼头大而肥，肉质雪白细嫩。邓老喜欢吃大头鱼中鱼鳃下边的肉，其肉呈透明的胶状，每次煮大头鱼，家人都将这部分鱼肉留给邓老吃。邓老说，鱼鳃下边呈透明的胶状肉，不但口感好，易食用，没有骨刺，而且其胶质中富含胶原蛋白，能够延缓人体老化及修补身体组织细胞，有利于身体健康，延年益寿。鱼汤中邓老最爱喝的是大头鱼淮山猪横脷汤。

大鱼头淮山猪横脷汤

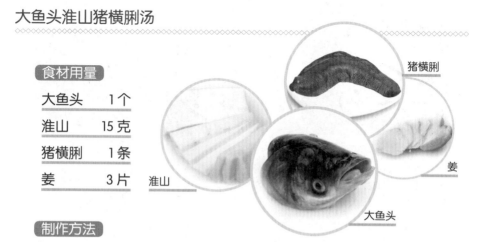

食材用量

大鱼头	1个
淮山	15克
猪横脷	1条
姜	3片

猪横脷

姜

淮山

大鱼头

制作方法

先将大鱼头洗干净，切成小块，抹少量盐在鱼的表面，下油锅，用中火煎至双面微黄色，放入淮山和猪横脷，然后加开水，调大火煮20分钟，调味后放进焖烧锅，随时可以食用。

邓老说：

猪横脷是猪的脾脏，有健脾胃、助消化、养肺润燥的功效，不温不燥，适合于男女老少食用，淮山健脾又养阴。此汤不但营养价值高，而且对于消化功能不好，容易腹泻者尤为适用。

瑶柱

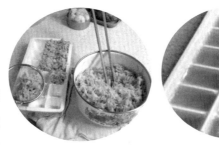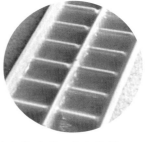

在日常饮食搭配中，邓老也喜欢配一些瑶柱。他家人很细心，平时将瑶柱先浸

◎ 陈安琳 烹制／陈安琳 摄

泡好，剪成丝状，蒸熟放在冰箱里，食用时可随时取出。家人还说，邓老有时也会奢侈一下，把整个瑶柱用电压力锅蒸至软熟，择瑶柱中间软的部分再横着剪一刀，剪断纤维，就这样用来送饭，很鲜美。瑶柱有滋阴降火的功效，平时容易口腔溃疡、牙龈肿胀、虚火上扰失眠者可适当选用瑶柱来煲汤、煲粥。

邓老强调，瑶柱虽好，但高尿酸血症和痛风患者不宜多食。

具体做法：瑶柱泡发、蒸软，备用。

瑶柱鸡蛋炒饭

食材用量

米饭	适量
瑶柱丝	适量
鸡蛋	适量
葱花	适量

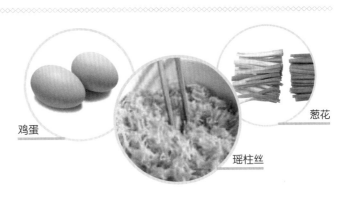

葱花

鸡蛋

瑶柱丝

制作方法

先将米饭翻炒均匀，加瑶柱丝及鸡蛋，在起锅前加入葱花。

这是一道美味可口的主食，邓老平时要外出坐长途车时，喜欢早餐吃炒饭，他笑着说："早餐吃炒饭，不容易饥饿，而且不会担心要上厕所。"

"杂食不偏"是邓老从中医经典和日常养生保健中总结出来的。五行学说认为万物皆能分为五行，食物更不例外，因此中医学将食物与五脏、五行相配，从而指导饮食调养。只有做到"杂食不偏"，才能五脏和谐、健康长寿。邓老一日三餐定时、定量，坚持每餐七分饱，有时会吃些红枣，尽量做到营养均衡。

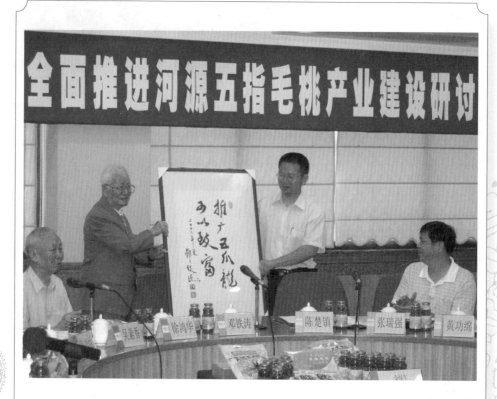

◎ 陈安琳 摄

五指毛桃

邓老强调"一方草药治一方病，一方水土养一方人"。岭南地处亚热带，阳光、雨水充足，植物生长茂盛，种类繁多，于是形成别具地方特色的岭南中草药。五指毛桃是岭南特有的药食同源之品。邓老认为五指毛桃益气补虚，功同黄芪，却不温不燥，药性温和，补而不峻，正合"少火生气"之意，尤宜于虚不受补之患者，是岭南中草药中一味难得的佳品。久病脾虚、久咳肺虚、正虚不能胜邪等证，皆宜选用。该药也是一味四季皆宜的滋补

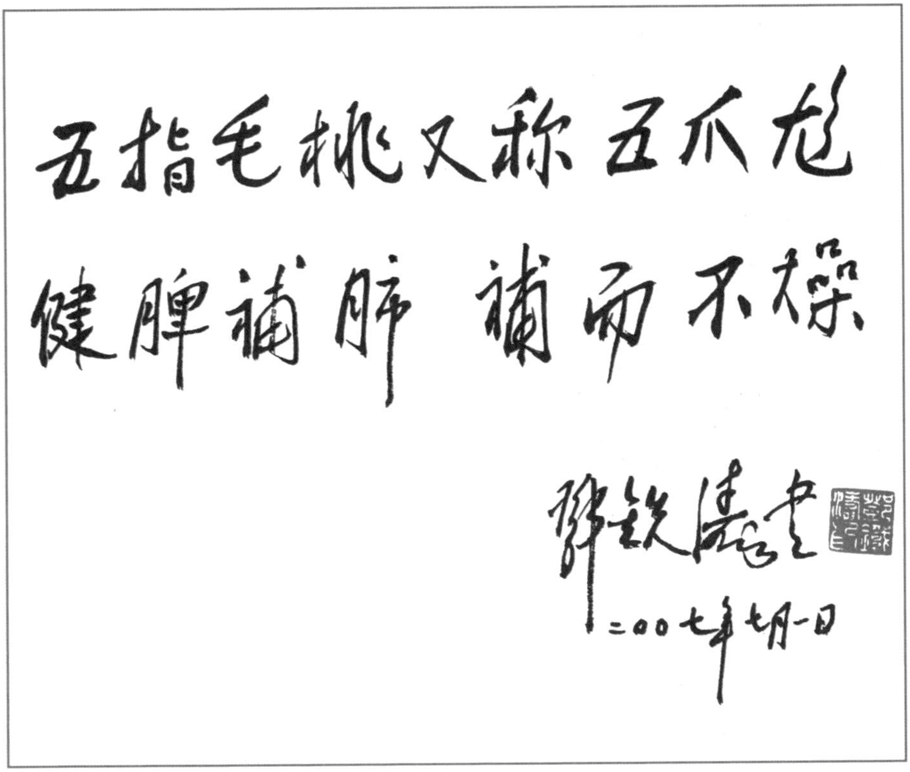

五指毛桃又称五爪龙
健脾补肺 补而不燥

邓铁涛书
二〇〇七年七月一日

强壮佳品。邓老曾推广五爪龙（五指毛桃），令广东河源致富，被传为佳话。

　　五指毛桃为岭南常用中药，其性平，味甘、辛，有健脾补肺、利湿舒筋之功。无论是临床用药还是食物养生，邓老都喜欢用五指毛桃。邓老说，五指毛桃益气而不化火，补气而不提气，扶正不碍邪，兼能祛痰平喘，化湿行气，舒筋活络，补而不燥，更适合岭南多湿的气候特点，常代黄芪使用，故又有"南芪"之称。其功同黄芪而力较弱，常用于肺虚痰喘咳嗽、脾胃气虚、肢倦无力等。

第一章 国医大师邓铁涛养生法

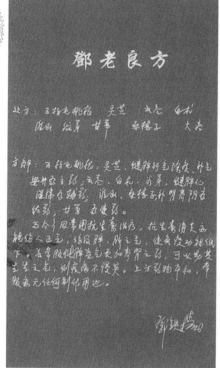

推广五爪桃
以致富

二〇〇六年夏
邓铁涛

邓老良方

» 五爪龙（五指毛桃）良方

五指毛桃煲鸡

食材用量

五指毛桃	100 克
鸡	半只

制作方法

先将五指毛桃水煎半小时，去渣取汁，再与鸡一起煲 1 小时，调味后即可食用。此汤味道清香可口，适合于男女老幼，尤其适宜容易感冒、汗多、疲劳等人群食用。

五指毛桃薏米煲猪脊骨

食材用量

五指毛桃	100 克
薏苡仁	30 克
猪脊骨	200 克

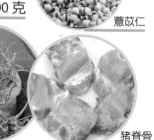

薏苡仁

五指毛桃

猪脊骨

制作方法

先将五指毛桃洗净后加水 1500 毫升，慢火煎煮 30 分钟，去渣取汁，与猪龙骨、薏苡仁一起放入砂锅，小火煮 40 分钟，调味后即可食用。此汤有益气、健脾、祛湿的功效，尤其适宜双下肢浮肿伴有神疲乏力、脸色萎黄者。

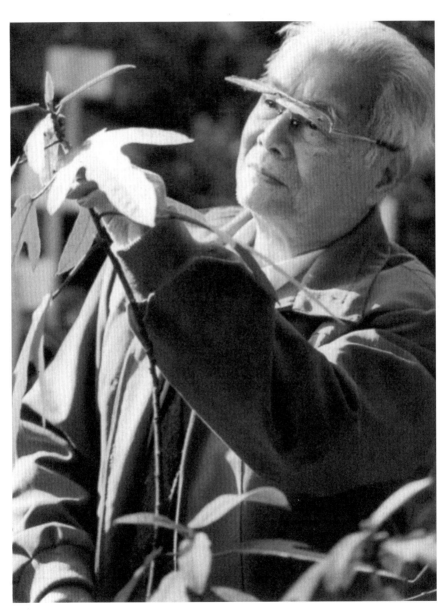

» 邓铁涛教授观察岭南草药五爪龙生长形态

◎ 冼建春 摄

第一章 国医大师邓铁涛养生法

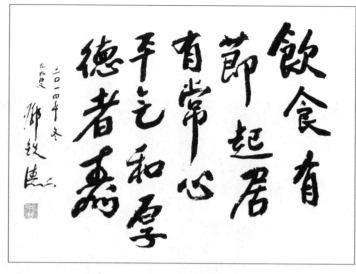

2014年，广州日报和广州中医药大学第一附属医院主办名医大讲堂"揭秘邓铁涛教授养生经"，邓老特别写了一幅大字——"饮食有节，起居有常，心平气和，厚德者寿"，由学术继承人陈瑞芳转交广州日报及广大读者。这幅题于2014年冬季的大字非常珍贵，字体刚劲有力，大气脱俗，也体现了99岁时邓老的精气神。

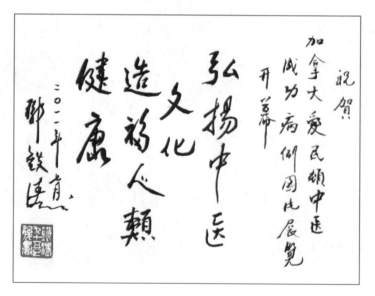

总结邓老的养生理念，无论是运动养生，还是日常饮食，他都特别注重轻松、愉悦，持之以恒。邓老常常指导和鼓励编者要结合生活，多写科普文章，应用日常生活中的常用食材，结合中医理论进行讲解，让老百姓在生活中领略中医养生之道。

七、保健要求简便廉验

　　简便廉验是中医药在医疗保健服务中的优势和特点。"简"就是要求在日常生活中用于养生保健的方式方法要简单易学；"便"就是方便的意思，包括食物与药物的取材，自身的穴位按压、拍打，随时随地都可以应用，不拘泥于场地等；"廉"就是要花钱少，甚至不花钱，价格要尽量便宜；"验"就是要有疗效，可以反复验证。邓老说，中医学除了使用中药或中成药保健预防外，更重要的是通过养生来调畅情志，规律而适度地运动，辨体质施膳食，辅以针灸、沐足、按摩、导引等方法，内外综合调整身心，通过协调阴阳，保阳益阴，重视保养"精、气、神"，坚五脏，通经络，调气血，以达养生之目的。正如《黄帝内经》所说："其知道者，法于阴阳，和于术数，饮食有节，起居有常，不妄作劳，故能形与神俱，而尽终其天年，度百岁乃去。"

　　邓老强调，养生保健并不是一门高深的学问，它就存在于我们的日常生活中。养生需要一种健康的生活方式，人的健康与长寿，与生活中的习惯息息相关。

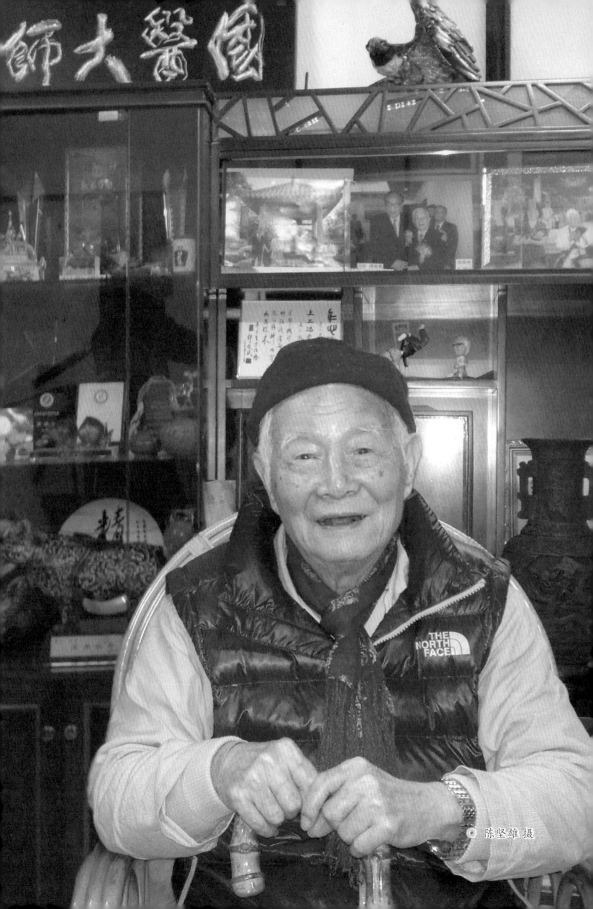

© 陈坚雄 摄

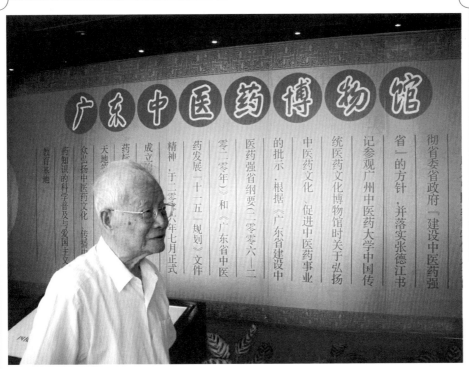

广东中医药博物馆

彻省委省政府『建设中医药强省』的方针，并落实张德江书记参观广州中医药大学中国传统医药文化博物馆时关于弘扬中医药文化、促进中医药事业的批示，根据《广东省建设中医药强省纲要（二零零六—二零二零年）》和《广东省中医药发展「十一五」规划》文件精神，于二零零六年七月正式成立了……药标……天地药……众弘扬中医药文化、传播中药知识的科学普及与爱国主义教育基地

◎ 陈安琳 摄

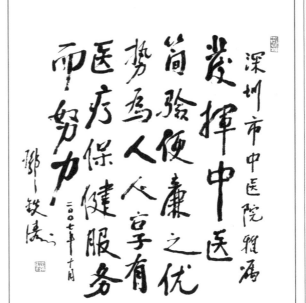

深圳市中医院雅属

发挥中医
简验便廉之优
势为人人享有
医疗保健服务
而努力

邓铁涛
二〇〇七年十月

邓老说，医者必须做好科普宣传，让群众在日常生活中掌握简单、方便、有效、不花钱或少花钱的方式方法，达到不生病、少生病的健康长寿的目的。

鸣天鼓、聪两耳、击枕处是邓老每天必做的动作

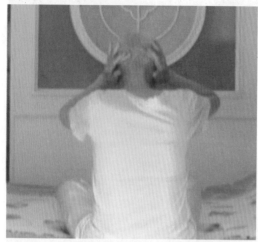

鸣天鼓

用手掌贴住耳孔，整只手搭在后脑勺上，食指和中指配合弹拨后脑勺，持续50次。邓老说，长期练习鸣天鼓可预防老年痴呆，减缓耳蜗退化，防止神经衰弱，对头晕头痛者也有帮助。

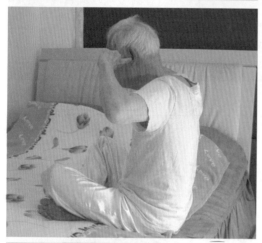

聪两耳

以双手食指插入双侧耳孔，先向前旋转，随即向后旋转，然后突然放手，持续50次。邓老说，坚持练习，可保持耳朵听力，可以预防和治疗老年耳鸣耳聋，防止耳朵产生器质性病变。

击枕处

双手五指微屈曲，用食指、中指和无名指为主轻击后枕部，在玉枕穴和天柱穴之间来回，每天50次。邓老说，坚持轻击枕部，可有效改善睡眠质量，对于颈椎病、头痛、鼻塞患者也有较好的辅助治疗作用。

◎ 陈安琳 摄

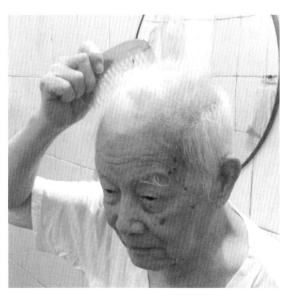

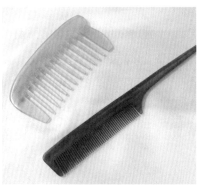

◎ 陈安琳 摄

勤梳头

勤梳头也是邓老保持健康长寿、思维敏捷的一大法宝。邓老每天起床后梳头 100 次，既改善了大脑的血液循环，也锻炼了手臂的力量。

邓老 100 周岁高龄时，仍然鹤发童颜，耳聪目明，思维清晰。邓老强调，梳头一定要选用牛角梳，牛角梳质地坚实，不易弯裂，不伤皮肤，不伤头发，有很好的护发效果。每天用牛角梳梳头数次，可以起到按摩大脑头皮和头部神经、促进血液循环、缓解疲劳和消除紧张情绪的作用，同时还可以预防肩周炎。

综合摇橹法治胃病

　　邓老的一生，无论是保健还是治病，都强调以脾胃为本，因为脾胃为后天之本，气血生化之源。综合摇橹法对慢性胃炎、肠炎病人的康复治疗，疗效显著。该类疾病容易反复发作，邓老独创综合摇橹法，有效地防止复发。邓老选取了八段锦中的"调理脾胃须单举"及太极拳中的"云手"，结合民间渔民摇橹方法，在临床上观察胃肠病的治疗，取得了很好的疗效，有效地降低了肠胃病的复发率。

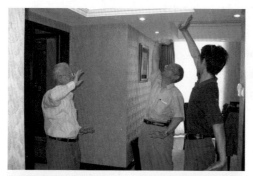

综合摇橹法第一式

　　八段锦中的"调理脾胃须单举"动作，共做 20 次，要求尽可能地做好双手的上下牵拉。

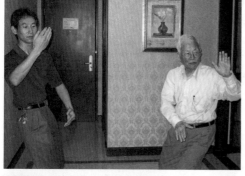

综合摇橹法第二式

　　太极拳中的"云手"动作，共做 20 个来回，要求以腰腹部为中轴，带动胳膊、手左右缓慢转动至极点。

综合摇橹法第三式

　　邓老善于从生活中总结经验，他认为渔民很少患胃疾，因此结合八段锦中的"调理脾胃须单举"动作、太极拳中的"云手"动作，再加上渔民划船的动作，命名为综合摇橹法。慢性胃炎、十二指肠溃疡、胆汁反流性胃炎患者每天每个动作做 20 次，可取得较好的疗效。

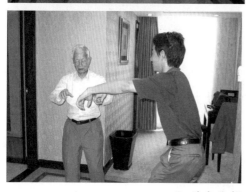

◎ 陈安琳 摄

南方日報

高度决定影响力

95岁邓铁涛视频祝贺

冷热水交替洗澡
给血管做做按摩

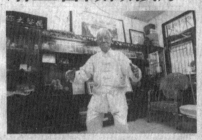

　　95岁的"国医大师"、广州中医药大学终身教授邓铁涛昨天通过视频，祝贺南方日报《名医大讲堂》活动成功，对群众健康有很大帮助。

　　邓老一身唐装，亲自示范打八段锦（如上图）。他说，《黄帝内经》讲"上工治未病"，就是说最上等的医疗水平是你还没病我就治好了，比一般所谓的"预防医学"高深得多。将医疗战线提高到健康战线。

　　邓老幽默地自称"90后"，讲授自己的养生心得：一是不争名不争利，心态上凡事顺其自然。二是饮食有节，起居有常。三是要运动。"吃东西我没有禁忌，什么都吃。但吃完后要用掉它，要运动。我每天早上打太极拳。"

　　他推荐说，"我冲凉有个秘方，冷热水交替，但不是绝对的冷和热，是相对的冷热交替。这样血管的收缩扩张就像是做了一次血管按摩一样，改善微循环，提高防病能力。"

　　钟南山感慨地说，他和邓老是30多年的老朋友，邓老快96岁了，还这么精神矍铄！他非常认同"上工治未病"的理念，要做好预防保健，中医在这方面有很多经验。

　　邓老在数十年的生活中，养成了冷热水交替洗澡的习惯。邓老即使已90多岁，他的皮肤仍然保持着比较好的弹性，很少有老人斑，或许与冷热水交替刺激有关，同时冷热水交替洗澡也对全身血管运动有较大的帮助。邓老强调，年长有高血压的患者刚开始时注意水的温差不能太大，否则可能会出现意外，待身体适应后才可以加大温差。

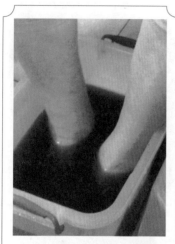

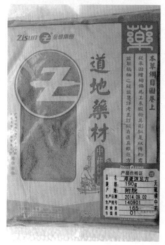

◎ 陈安琳 摄

邓氏沐足方

怀牛膝	30克
川芎	30克
白芷	10克
钩藤	10克
夏枯草	10克
吴茱萸	10克
肉桂	10克

足浴疗百病

　　邓老擅用沐足来治疗疾病和养生保健。人体脚底有多个经络穴位，与五脏六腑功能相通，犹如树根。邓老说，人的脚，犹如树的根。树枯根先竭，人老脚先衰。老年人随着年龄增长，脏腑功能和气血逐渐衰退，脚底容易发凉，而通过沐足的方法，使得脚底经络气血运行，脏腑功能也得到改善，从而防病治病。

　　邓老从临床和日常自我保健中总结出了一条"邓氏沐足方"，具有养肾、疏肝、降压的功效，能很好地降低血压并改善头晕、头胀、胸闷和心慌的症状，对于高血压患者具有辅助治疗作用。每当血压波动较大时，邓老就喜欢用这个沐足方泡脚，此方疗效已经得到大量临床试验证实，也在临床中得到推广。

　　原方中本来不是白芷，而是天麻，后来邓老说，天麻价格较高，改为白芷，也有同样的效果。这也是邓老"仁爱"之心的体现，简便廉验是邓老倡导的养生原则之一。

　　除了用中药煎汁泡脚外，睡前简单用热水沐足也有一定的保健功效，特别是在天气寒冷的时候。在睡前，经常用热水沐足，同时按摩脚底、脚趾和足踝等部位，可以促进气血运行，调节脏腑功能，缓解疲劳，强身健体，特别适合于中老年人和女性日常保健。

压耳穴，治呃逆

邓老说，对于顽固性呃逆，临床上可结合按压耳朵上的贲门穴进行治疗，有良好的止呃逆的作用。

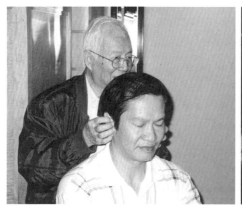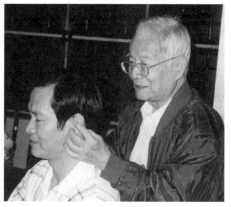

◎ 陈安琳 摄

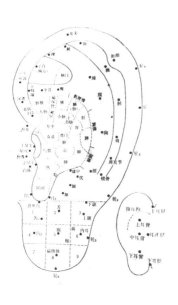

取穴：耳穴中膈位置

以食指指甲按压单侧或双侧中膈，持续 1 分钟，对呃逆初起者效果明显。

食疗

柿蒂 30 克加水煮 30 分钟，取汁饮用，对慢性胃炎引起的呃逆有一定治疗作用。

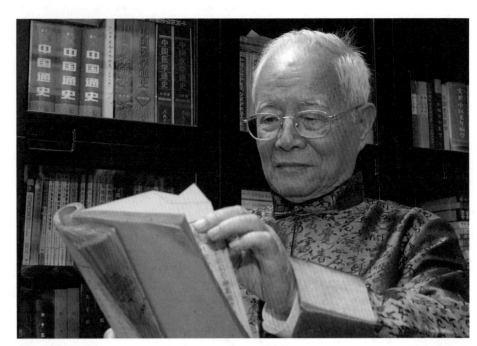

◎ 陈安琳 摄

勤于用脑，延缓衰老

勤于用脑，延缓衰老。邓老数十年来坚持每天读书、看报，闲时写字，每日通过电台新闻关注国家大事和社会民生，时刻惦记着为中医药事业献计献策，大脑不停，笔耕不辍，100周岁高寿时依然头脑灵活、思维敏捷。这正是勤于用脑，延缓大脑衰老的有力证明。

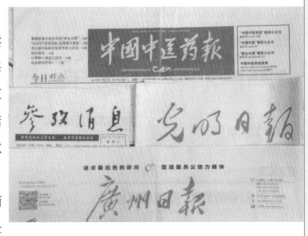

《广州日报》《参考消息》《中国中医药报》《光明日报》是邓老最爱看的报纸。

数十年来，邓老每天看报都是这个姿势，下图是2015年7月拍摄的照片，那时邓老已经99岁，看报不需要戴眼镜。编者感到惊讶，邓老很幽默地说，他是近视眼，所以看书读报不需要戴眼镜，看远的东西需要戴近视眼镜。编者不得不惊叹，说邓老耳聪目明，一点也不为过。此外，我们留意到，邓老习惯举着手看报，一看就是两个小时，年轻人这样都会感到累，但他老人家已经习惯了，我想这与他长年来练习八段锦和太极拳有关，他手臂的功力是很好的。点点细节都可以反映出邓老的健康状态。

邓老看报的这个姿势很值得我们学习，当今社会，很多人一有空就看手机，导致颈椎病的发病率越来越高，如果我们都习惯像邓老这样看手机，是否可以减少颈椎病和眩晕的发生呢？这点值得我们深思。

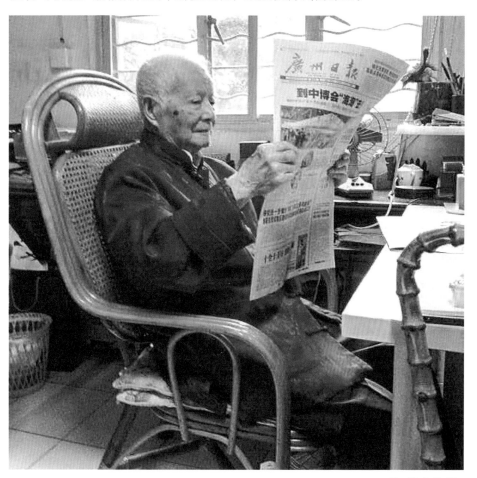

◎ 陈安琳 摄

八、康寿以和谐为本

    邓老出生于中医世家，受家庭的熏陶，从小就崇德重孝，慈悲为怀，乐于助人。他严于律己，宽以待人，做事认真严谨，他的一言一行，都影响着他的家人。子孙们非常孝敬邓老，不但在生活上给予邓老无微不至的照顾，而且将邓老多年来写的文章、有关的新闻报道、参加各种活动的照片、获奖证书以及邓老数十年来挥毫写下的墨迹等保存完好，并将邓老墨迹于2012年整理成册，题为《国医大师邓铁涛墨迹》，非常珍贵。

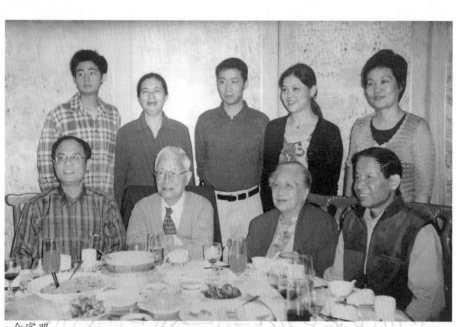

» 合家照

◎ 吴玉生 摄

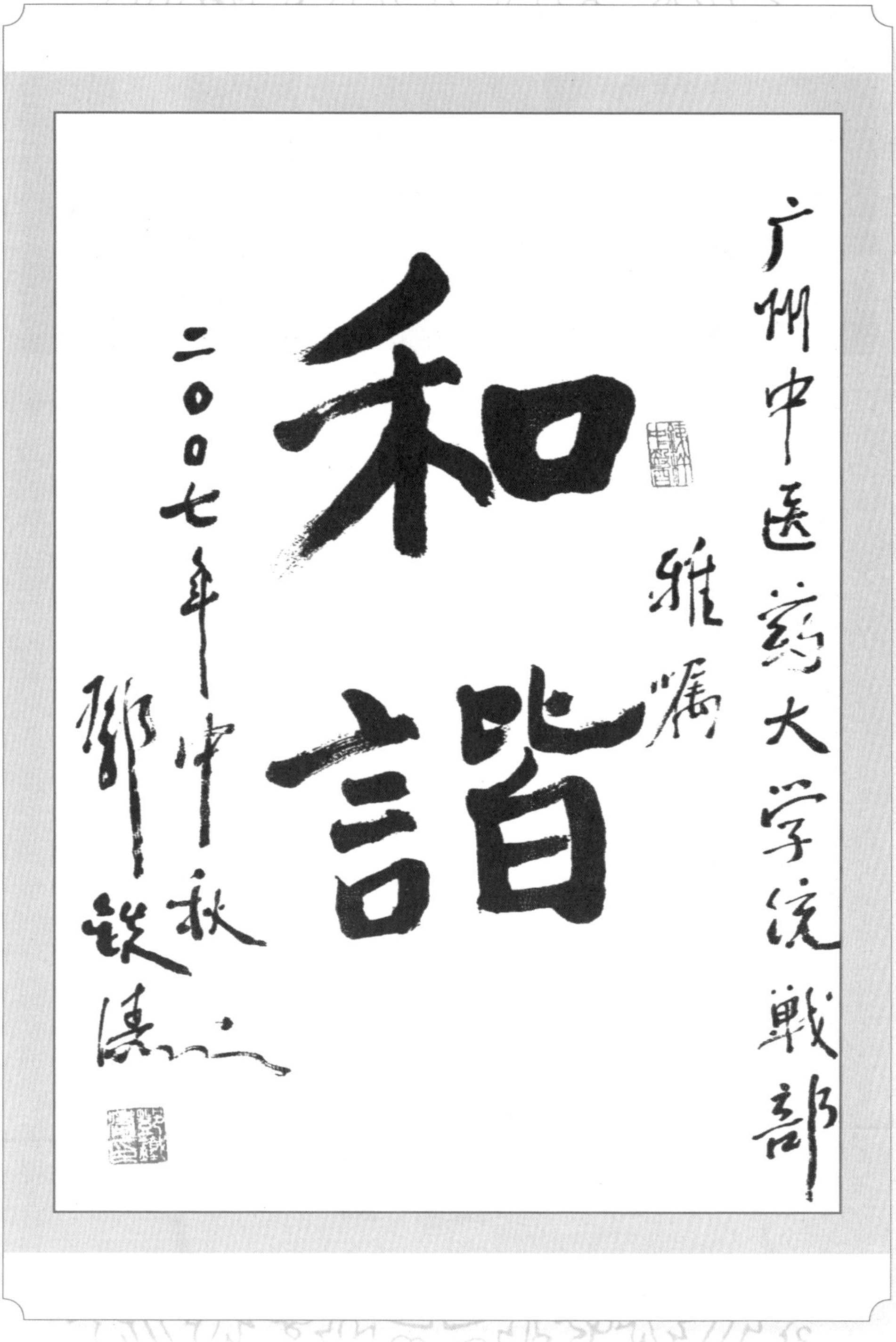

和諧

廣州中醫藥大學院戰部

雅囑

二〇〇七年中秋

鄧鐵濤

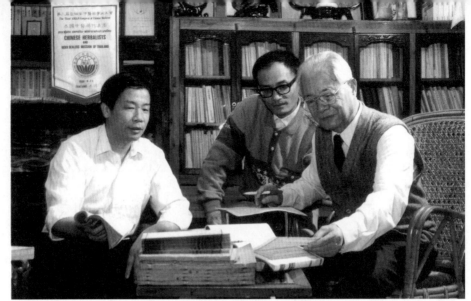

»邓铁涛父子研读中医经典（左一邓中炎，左二邓中光）

长子邓中炎

长子邓中炎于 1966 年毕业于广州中医学院（今广州中医药大学）。广东省名中医，曾任首席教授、博士生导师、基础学院院长，广州中医药大学邓铁涛研究所副所长、研究员。

次子邓中光

次子邓中光于 1991 年被遴选为首批全国老中医药专家邓铁涛学术经验继承人。跟师论文《邓铁涛对重症肌无力的认识与辨证论治》发表于《中国医药学报》1993 年第 8 卷第 2 期，获全国优秀论文一等奖第一名。现任广州中医药大学邓铁涛研究所副所长、研究员，广东省名中医。

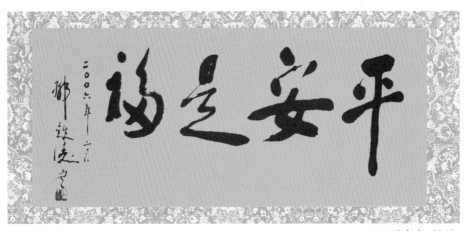

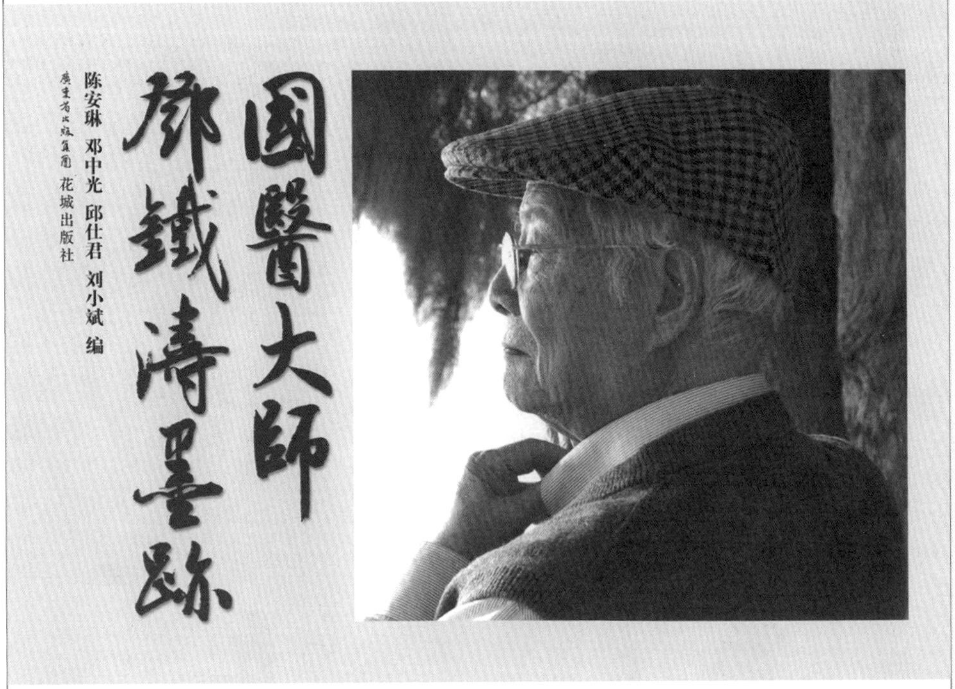

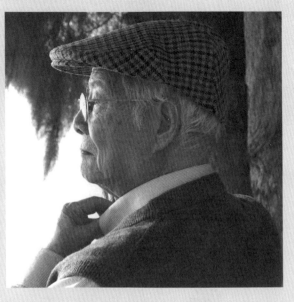

陈安琳　邓中光　邱仕君　刘小斌　编
广东省出版集团　花城出版社

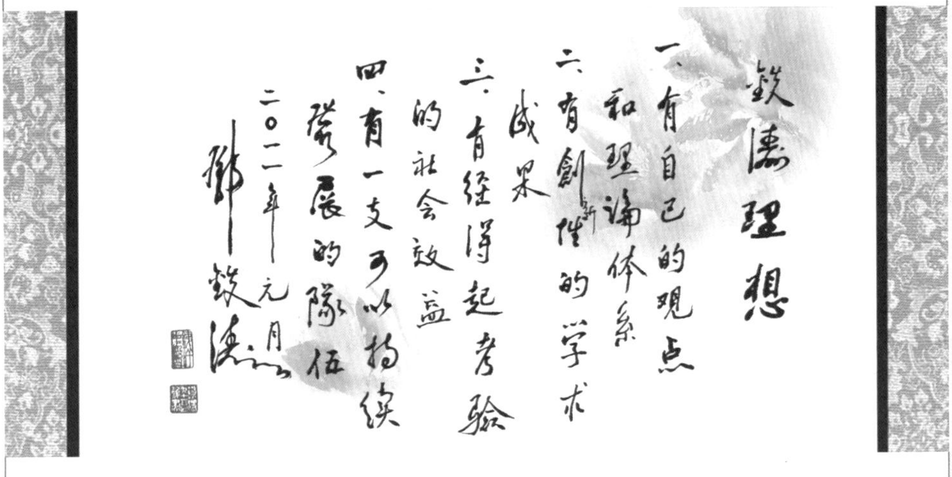

国醫大師
鄧鐵濤墨跡

铁涛理想

一、有自己的观点
和理论体系

二、有创建的学术
成果

三、有经得起考验
的社会效益

四、有一支可以持续
发展的队伍

二〇一一年元月
邓铁涛

家和万事兴，勤俭诚信，是邓老治家的格言。

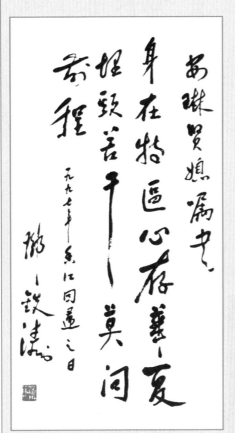

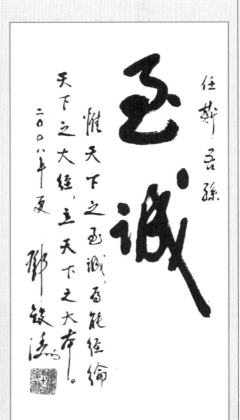

»1997年7月1日香港回归日，邓老书赠在香港工作的二儿媳妇陈安琳

»2008年，邓老书赠孙子邓任斯

只能任雨
不能任性
能理性控制自己
才是真丈夫

铁涛字

二〇〇二年九月十吉

任雨吾孙

青春常绿 竹乃吾师

中空有节

能屈能伸

力不能折

爷爷 铁涛

» 2002 年，邓老书赠孙子邓任雨

» 2007 年，邓老书赠孙子邓任雨

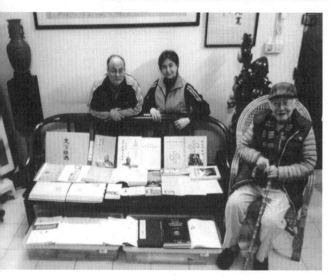

◎ 邓中光 提供

2003 年，二儿媳妇陈安琳接受邓老的邀请，辞去香港上市公司的会计工作，成为邓老工作上的秘书。作为家人，陈安琳老师肩负重任，在照顾好邓老的衣食住行之余，整理材料是她的主要任务，而存取资料恰恰是她工作的强项。长期从事会计工作，她养成了严谨而有序的工作方式，若需要有关邓老的任何资料她都能随时找到。

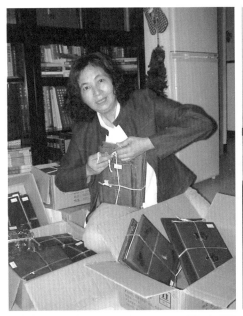
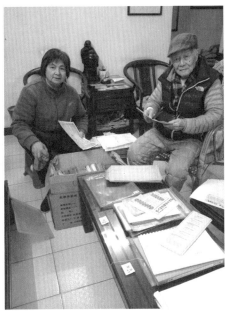

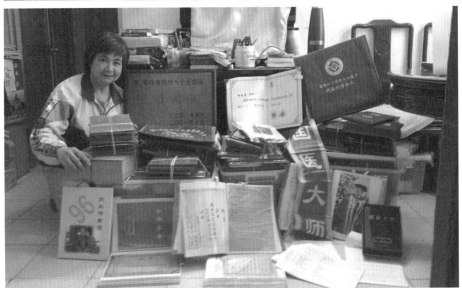

◎ 邓中光 提供

第一章 国医大师邓铁涛养生法

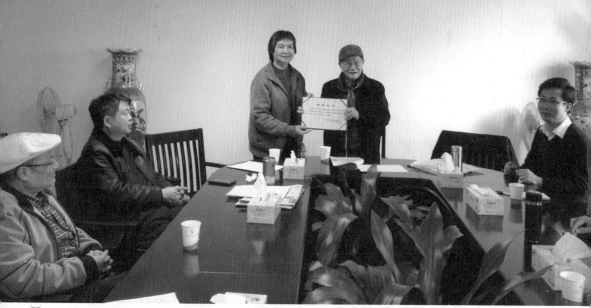

» 邓中光（左一）、古展群（左二）、陈安琳（左三）、邓铁涛（左四）、冼绍祥（左五）

◎ 陈坚雄 摄

陈安琳老师为广州中医药大学邓铁涛研究所资料整理工作作出了重要的贡献。2014年，广州中医药大学邓铁涛研究所为陈安琳老师颁发了奖励证书，对她多年来的工作给予肯定和鼓励。

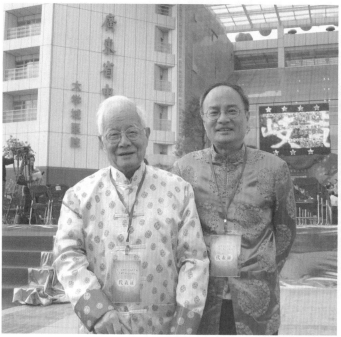

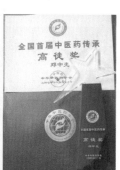

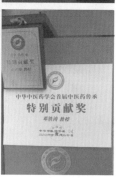

◎ 陈安琳 摄

2007年11月27日，"全国首届中医药传承高徒奖"颁奖典礼在广州大学城举办，邓中光获全国首届中医药传承高徒奖。

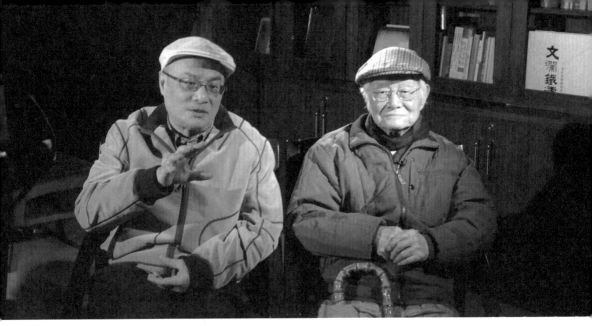

» 邓铁涛、邓中光在讨论学术问题

◎ 陈安琳 摄

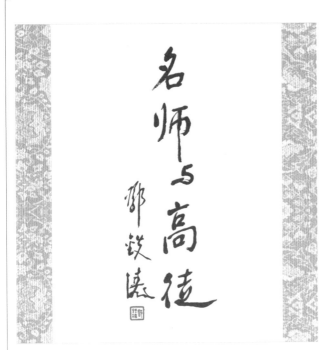

名师与高徒

邓铁涛

邓铁涛带徒感言：师徒传承乃中医的优良传统。世界教育之培养硕士、博士导师制亦然。"名师出高徒"为世人所认同。

邓中光跟师感言：中医药犹如和氏璧，它的璀璨，需要和氏精神。

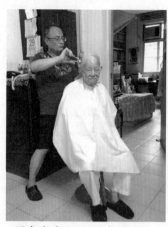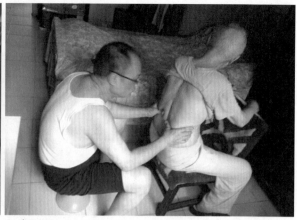

» 邓中光老师为邓老理发和做日常保健

◎ 陈安琳 摄

94

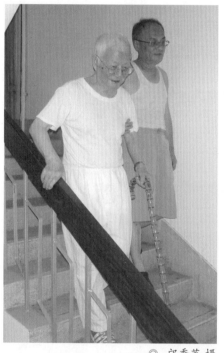

◎ 邝秀英 摄

邓中光老师也是邓老的贴身保健医生，不但如此，数十年来，邓老的头发都是邓中光老师亲自为他老人家修剪的。左图为2013年9月的一天下午，外面下雨，邓中光老师陪同96岁的邓老上下楼梯运动，从照片上我们可以看到邓老双下肢有力，这与邓老长年练习八段锦、太极拳、站桩功是有密切关系的。邓老年逾100周岁，但从未停止运动，散步、八段锦、站桩功、静坐功等，数十年如一日，大多数时候由邓中光老师陪同。

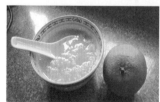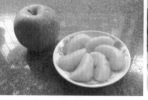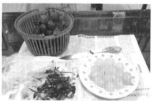

» 二儿媳妇精心为邓老准备的水果：鲜榨橙汁（左图）、蒸苹果（中图）、葡萄（右图）

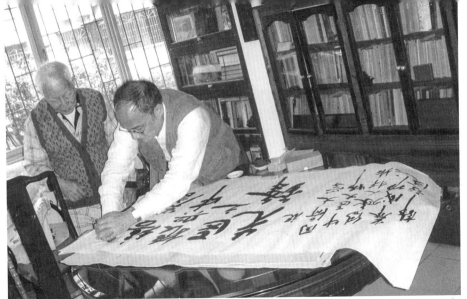

◎ 陈安琳 摄

2008 年 11 月 18 日，邓老题字贺同济大学中医大师班第一期开班，儿子邓中光盖印章。

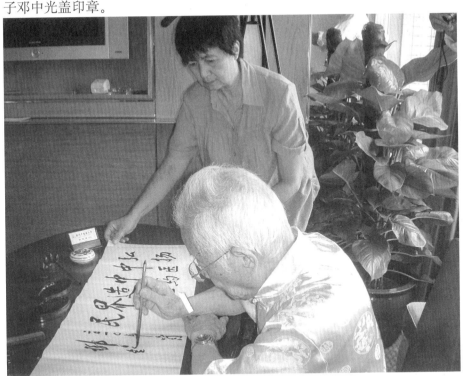

◎ 邓中光 摄

2010 年 6 月 9 日，二儿媳妇陈安琳为邓老准备好纸、笔、墨，邓老挥毫"弘扬中医中药，造福世界人民"。

第一章　国医大师邓铁涛养生法

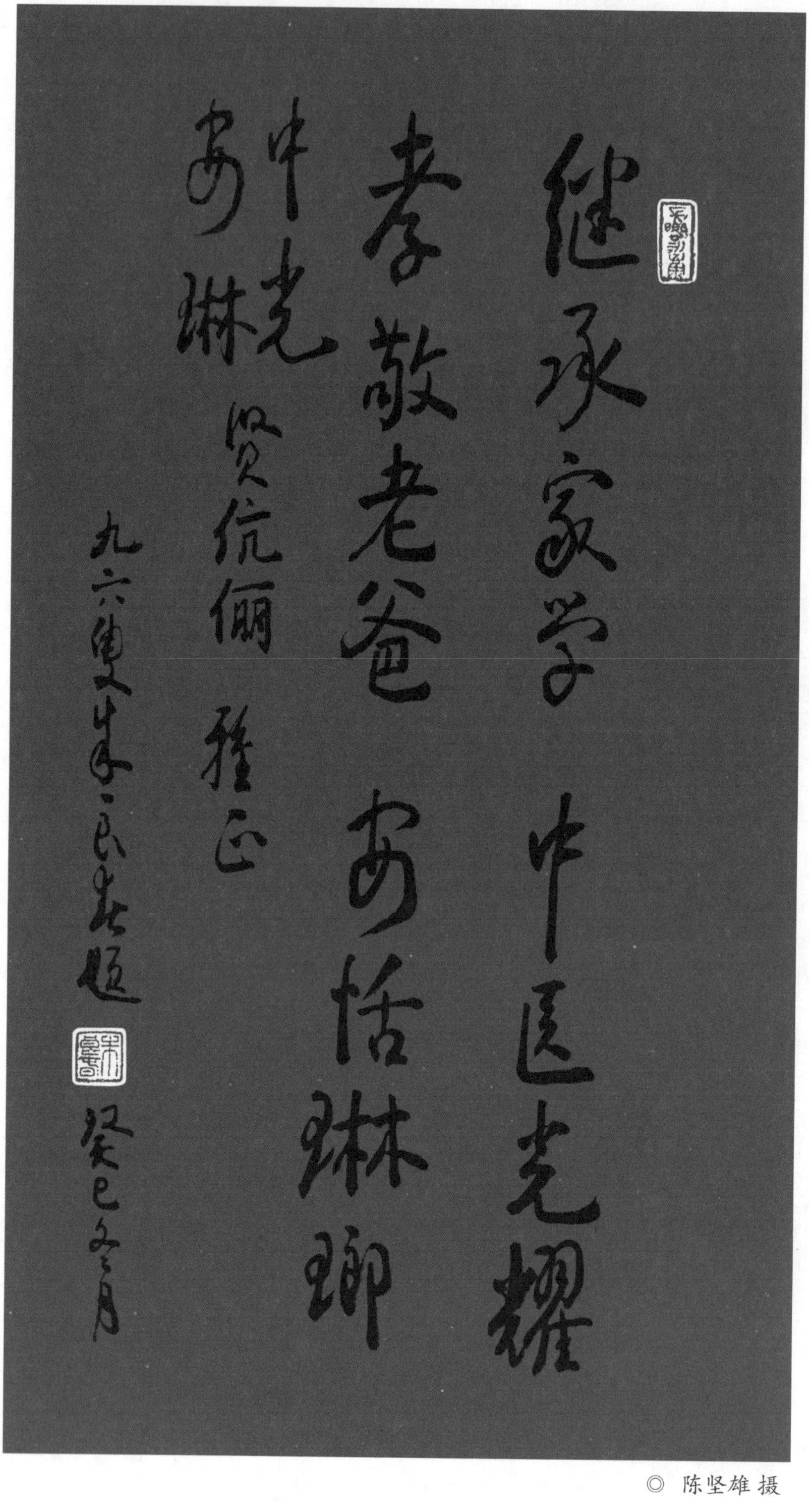

继承家学　中医光耀

孝敬老爸　安恬琳瑯

中光
安琳　贤伉俪　雅正

九六双庆朱良春老题

癸巳之月

首届国医大师朱良春老先生高度赞赏邓中光和陈安琳对父亲的孝敬，亲笔题词赠予中光、安琳，并称其为"贤伉俪"。

◎ 陈坚雄 摄

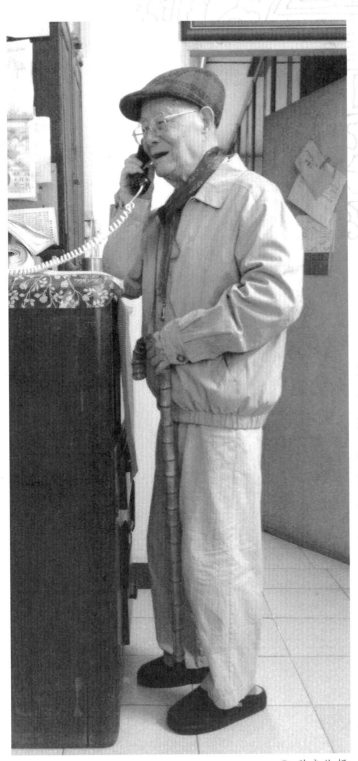

◎ 陈安琳 摄

97

2015 年春节，邓老接听拜年电话。我们可以看到，99 岁的邓老腰杆子是直的，站着接听电话，他个人是不觉得累的，总是要在家人的提醒下，才会想起应该坐坐。从一些小的生活细节，我们可以看到近百岁的邓铁涛教授是健康且充满着幸福的。

第一章 国医大师邓铁涛养生法

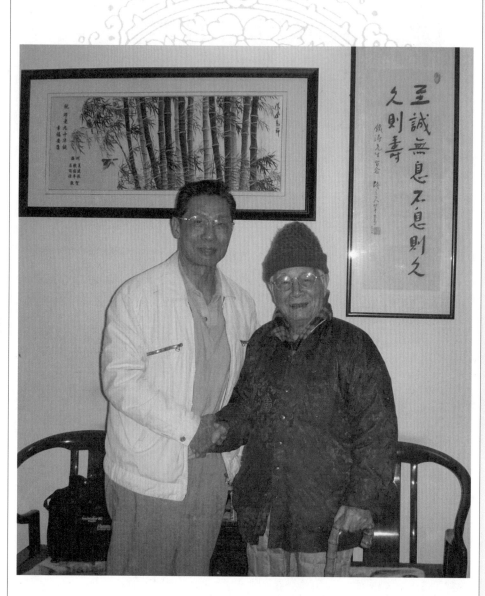

»2008 年 2 月 29 日，钟南山院士到邓老家看望邓老

◎ 陈安琳 摄

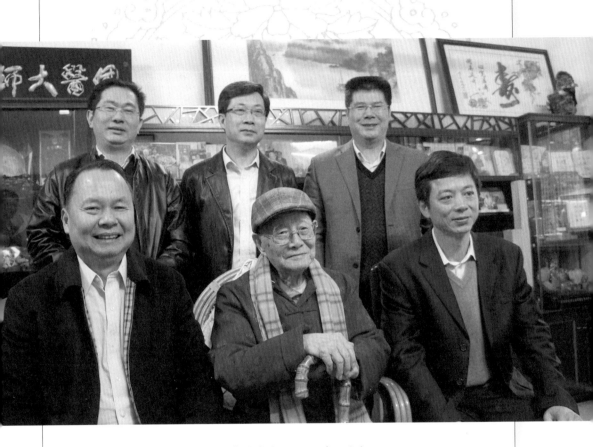

» 前排：徐庆锋（左）、邓铁涛（中）、江效东（右）
» 后排：汪洪滨（左）、冼绍祥（中）、陈文锋（右）

◎ 陈安琳 摄

　　2015 年 2 月 12 日，广州中医药大学第一附属医院院长冼绍祥、党委书记陈文锋陪同广东省卫健委副主任江效东、广东省中医药局局长徐庆锋及办公室主任汪洪滨看望邓老。

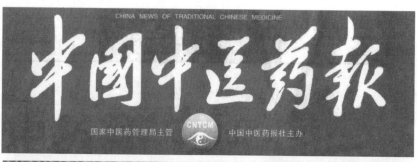

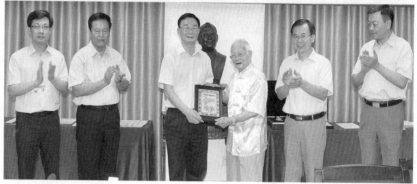

邓铁涛档案入广东名人档案馆

7月3日，"广东名人国医大师邓铁涛档案捐赠仪式"在广州中医药大学第一附属医院举行。邓铁涛（右三）到捐赠仪式现场向广东省档案局移交档案资料。该省档案局局长莫震（左三）为他颁发广东省国家档案馆名人档案收藏证书。现场展示了邓铁涛部分档案包括手稿、书信、照片、证书、经验方、代表作等。省档案馆还将在广东名人库为邓铁涛建立广东名人专卷。自1996年以来，广东名人档案库共收集包括孙中山等名人手稿、照片、证书、字画、光盘、实物等近5万件。邓铁涛是首位个人档案收藏入广东省档案局（馆）的中医名家。

本报记者方 宁 通讯员张秋霞摄影报道

2014年7月3日，国内首位中医名家的档案——邓铁涛档案入广东名人档案馆，98岁的邓铁涛教授亲临现场。

九、邓老一日的作息表

早晨时段

● 7:00 起床。

● 饮 1 杯热开水。

● 梳头，左右手交替共 100 次。

● 自我保健按摩，做鸣天鼓、聪两耳、击枕处等动作。

● 在阳台做八段锦。

● 回房间量血压，做详细记录。

上午时段

● 约 8:30 吃早餐，每天饮 1 杯牛奶。

● 早餐后看《广州日报》、看书、看杂志、写文章、写字、打电话。

● 接待来访者。

● 11:00 喝热茶 1 小杯，约 12:00 吃午餐。

● 午餐后看报纸。

● 约 13:00 午休。

下午时段

● 15:30 起床，继续看书、看报，常看《光明日报》《中国中医药报》《参考消息》。

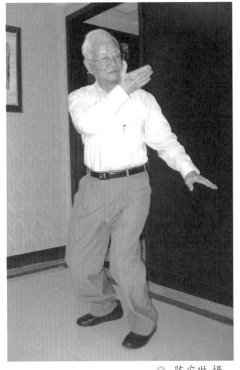

◎ 陈安琳 摄

● 约 16:30 散步。

● 站桩 20 分钟，用电动按摩锤自我按摩 20 分钟（主要穴位是足三里、涌泉穴等）。

晚上时段

● 约 18:00 吃晚餐。

● 晚餐后看电视新闻。

● 21:00 冷热水交替洗澡。

● 回房间量血压，做详细记录。

● 冬天睡前热水沐足。

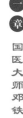

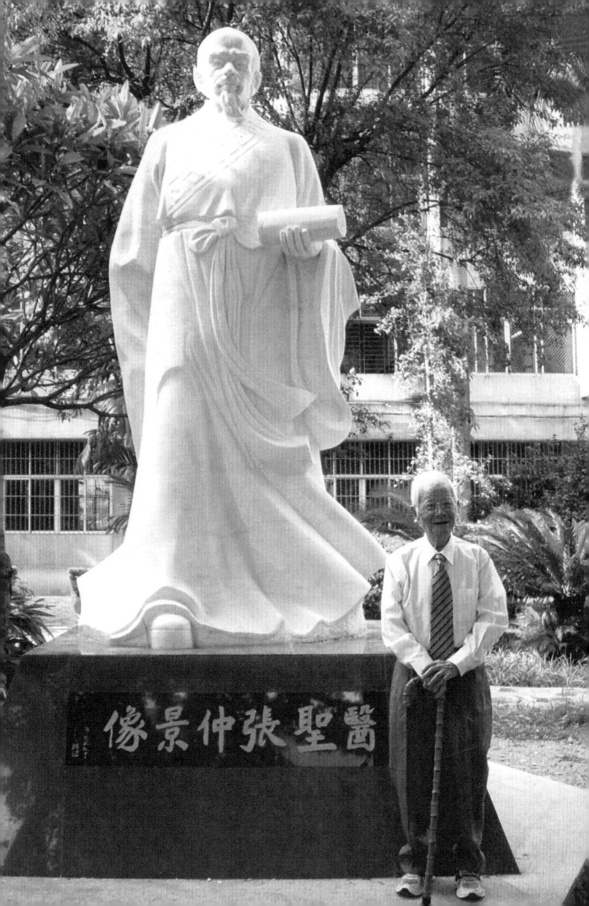

医聖張仲景像

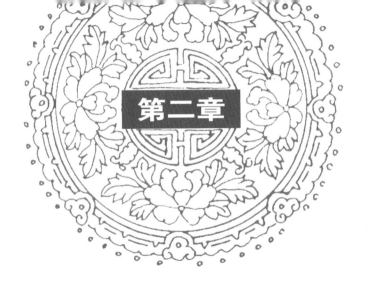

第二章

国医大师

邓铁涛的
四季食养方

　　邓老说，中医养生学的内容非常丰富，其中一个重要的原则就是顺时养生。邓老强调，无论是治病还是防病，都可以用中医理论来指导我们的日常生活，同时，饮食养生也要注重"天人合一"。

一、春季养阳气

春季有三个月（约2月3日—5月4日），即从立春开始，到立夏前一天，包括立春、雨水、惊蛰、春分、清明、谷雨六个节气。

《黄帝内经·素问·四气调神大论篇》中"春三月，此谓发陈，天地俱生，万物以荣"说的是春季的三个月是推陈出新、生命萌发的时令。天地自然都富有生气，万物欣欣向荣。

"夜卧早起，广步于庭，被发缓形，以使志生"指的是我们应该入夜即睡眠，早些起身，将头发披散开，穿宽松的衣服，使形体舒缓，在庭院中漫步，使精神愉悦，心胸开阔。

"生而勿杀，予而勿夺，赏而勿罚，此春气之应"指的是不要滥兴杀伐，要多施与，少敛夺，多奖励，少惩罚，这是适应春季的时令，保养生发之气的方法。如果违逆了春生之气，就会损伤肝脏，导致提供给夏长之气的条件不足，到了夏季就会发生寒性病变，对健康不利。

春季应该如何养生，饮食上又要如何调配呢？邓老说，要想知道春季养生要点，首先要了解春季的气候特点。春季主要有三个气候特点：一是春季是万物生发的季节；二是春季湿度逐渐加大；三是春季气候乍寒乍暖。

春回大地，万物复苏。此时，人体新陈代谢还不能适应气候变化的速度，加上春季气候湿度逐渐加大，而温暖的气候和一定的湿度给细菌、病毒在呼吸道的生长创造了条件，因此感冒、流感、流脑、肺炎等疾病会经常在春季发生。春季早晚温差大，气候忽冷忽热，年老体弱者容易旧疾复发（如关节痛、腰腿痛、支气管炎等），因此，我们要采取积极的防治措施，合理安排饮食。

邓老强调，春季是万物生发的季节，春季的饮食原则是辛温通阳、省酸增甘、健脾祛湿。

1. 辛温通阳

邓老说，春季是万物生发的季节，这时人体的阳气也顺应自然向上、向外疏发。因此，我们的饮食也要顺应春生之气，可以选择多吃一些有助生发人体阳气的食物，如韭菜、大蒜、洋葱、生姜、葱等。

韭菜

韭菜又叫"起阳草"，能温补肝肾，有壮阳的作用。韭菜特别适合腰膝酸冷、四肢不温、腹中冷痛、小便清长、大便溏泄之人。同时，也非常适合男性阳痿早泄、女性白带清稀量多者。此外，韭菜还含有较多的粗纤维，能促进胃肠蠕动，可以有效防治便秘，尤其适合脾胃阳虚的老人，可缓解便秘，所以韭菜的另外一个名字又叫"洗肠草"。

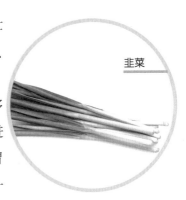

韭菜

因为韭菜是升阳之品，有些人吃了韭菜会上火，因此建议湿热体质和阴虚体质等平时容易上火的人群，最好选择在早餐或午餐食用。比如韭菜炒饭、韭菜饺子或韭菜煎蛋配白粥，美味的早餐可以让我们食欲大开，不容易上火，而且早上吃韭菜更加体现升阳之道理。邓老在饮食方面，同样讲究阴阳平衡，对于容易上火者，他建议如果晚餐吃韭菜，可以和豆芽一起炒，因为豆芽性凉，与韭菜搭配，可以制约韭菜的温热。所以说邓老善于应用中医理论指导我们的日常饮食搭配，从而达到饮食上的阴阳平衡。

大蒜

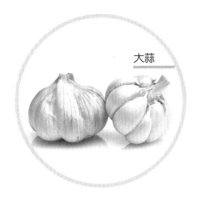

大蒜

大蒜是调味品，被称为"天然抗生素"，有温中健脾、消食导滞的功效。春季天气回暖，每年3月，是流行性感冒的高发期，一些病菌也会卷土重来，因此我们用餐时可以选择吃些大蒜。

中医认为，大蒜味辛，性温，不仅具有很强的杀菌力，对预防感冒、腹泻、肠炎、胃炎也有一定的疗效，还有增进食欲的作用。此外，现代药理研究认为，大蒜对胃幽门螺杆菌也有一定的杀灭和抑制作用，同时还有降脂降糖的作用。因此，慢性胃炎、十二指肠球部溃疡、糖尿病及高脂血症人群可以多食大蒜。

邓老有时喜欢吃点肥猪肉，他巧用大蒜焖五花肉，既能解嘴馋，又可以让血脂不升高，他还会让家人同时做白萝卜猪脊骨汤一起吃，白萝卜也有降脂、消滞、消食的功效，而且白萝卜性凉，大蒜性温，一温一凉，可以达到食物之性的阴阳平衡，适合于各种体质的人群食用。在春季，邓老大概每一两周会吃一顿大蒜焖五花肉来解嘴馋，他同时还告诉大家饮食要有节制，吃饭注意保持七分饱，才能健康长寿。

2. 省酸增甘

邓老强调，春与肝相应，为肝旺之时，饮食上可以适当吃些甜味食物，少吃酸味食物，因为春天肝旺容易克伐脾土，减少酸味，可以保护脾气不受克伐。甘是脾的本味，增加甘味可以增强脾气。

下面为大家介绍邓老喜欢的一道南瓜山药盅，这道菜具有补脾养胃、生津益肺、补肾涩精的作用。

南瓜山药盅

食材用量

南瓜	1个
淮山	30克

南瓜山药盅

制作方法

先将淮山去皮，煮熟碾成糊状；南瓜切掉顶部，挖去籽瓤，放在碗中；将淮山糊放进南瓜内，然后隔水蒸30分钟即可。

现代药理研究认为，南瓜中所含的果胶可以保护胃肠道黏膜免受粗糙食品的刺激，促进溃疡面愈合，适宜胃、十二指肠溃疡和结肠多发性溃疡患者，同时南瓜所含成分能促进胆汁分泌，加强胃肠蠕动，帮助食物消化。

邓老说：

> 淮山补而不滞，能补脾气而益胃阴。邓老还说，这道菜可根据每个人的不同喜好，加盐或加糖。

3. 健脾祛湿

在春季，邓老喜欢用赤小豆配党参、云苓煲汤。下面为大家介绍这道菜的具体做法。

赤小豆党参云苓煲猪脊骨

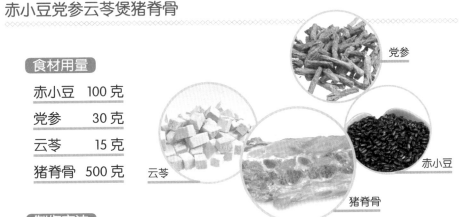

食材用量

赤小豆	100 克
党参	30 克
云苓	15 克
猪脊骨	500 克

党参

云苓

赤小豆

猪脊骨

制作方法

先将猪脊骨洗净，用水焯一下，去掉瘀血，与赤小豆、党参、云苓一起放入砂锅，加水 3000 毫升，文火煮 60 分钟，调味后即可食用。

邓老说：

> 赤小豆、云苓有健脾利水、除湿退黄的作用，与党参合用，有较好的健脾祛湿的功效，对于在春季出现的皮肤湿疹、瘙痒，脚气病及浮肿、小便不利和疲劳综合征等具有一定的辅助治疗作用，且性味平和，适合男女老幼服食。但他也提醒，消化功能较差者不能一次食用过多赤小豆。

二、夏季祛暑湿

夏季有三个月（约5月5日—8月6日），即从立夏到立秋前一天，包括立夏、小满、芒种、夏至、小暑、大暑六个节气。

《黄帝内经·素问·四气调神大论篇》说"夏三月，此谓蕃秀"，这里的蕃秀，是繁荣秀丽的意思，是指在夏季的三个月里大自然呈现出一片繁荣秀丽的景象。

"天地气交，万物华实"是指天地阴阳之气相互交通，一切植物都将开花结果。

"夜卧早起，无厌于日，使志无怒，使华英成秀，使气得泄"是指我们应该晚睡早起，不要厌恶白天太长，抱怨天气太热，应该让心情保持愉快而不要轻易激动和恼怒，精神要像自然界的草木枝叶繁茂、花朵秀美那样充沛旺盛。

"若所爱在外，此夏气之应，养长之道也"是指夏季阳热旺盛，身体应出些汗，使体内阳气能够宣通开泄于外。天气虽然炎热，但也不要长时间在阴凉的环境里休息，而要适当到户外活动，这就是适应夏长之气来调养的法则。

"逆之则伤心，秋为痎疟，奉收者少，冬至重病"是指如果违反了这个法则，心气就会受到伤害，到了秋季就容易发生疟疾。这是为什么呢？因为夏季的"长"，是秋季"收"的基础。如果夏季养生不当，"长"气不足，供给秋季收敛的能力差了，就会发生疟疾之类的疾病，到了冬季，病情就可能加重。现在亚健康人群那么多，可能就是因为在夏季大家经常在空调环境中，所以大家一定要记得不要长期待在空调环境中，而且空调温度也不宜调得太低。

要想知道夏季吃什么对身体健康有帮助，我们要先了解夏季的气候特点。

邓老说，夏季是一年中气温最高的季节，夏季的气候特点是湿热和暑湿。这个时候人体的新陈代谢比较旺盛，很多人在炎热的夏季会出现全身乏力、食欲不振、容易出汗、头晕、心烦失眠等症状。要想安度盛夏，可从饮食开始。

邓老说，夏季的饮食原则是清暑祛湿、吃苦度夏、省辛增酸、固护脾胃。

1. 清暑祛湿

夏季天气炎热又多雨，湿气特别容易侵犯人体，由于高温、低压、高湿度的作用，人体汗液不易排出，出汗后也不易被蒸发掉，因而会使人烦躁、疲倦、食欲不振等。

在夏季，邓老喜欢多吃夏季盛产的瓜类（如黄瓜、丝瓜、苦瓜、冬瓜、节瓜）和鲫鱼汤等，这些瓜类蔬菜和鱼都有清热祛暑湿的功效。

黄瓜

邓老说，黄瓜有清热解渴、利水消肿的功效。黄瓜又被称为"厨房里的美容剂"，因为黄瓜中含有丰富的维生素 E，可以有效对抗皮肤衰老。邓老年逾百岁，他的皮肤一直都很白净，皱纹及老人斑也很少，与邓老喜欢吃黄瓜及邓老的冷热水交替洗澡法有一定的关系。

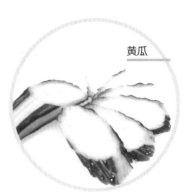

黄瓜

邓老平时喜欢吃鱼，在炎热的夏季，邓老喜欢吃丝瓜鲫鱼汤。下面为大家介绍丝瓜鲫鱼汤的做法。

丝瓜鲫鱼汤

食材用量

丝瓜	100克
鲫鱼	1条
姜丝	少许

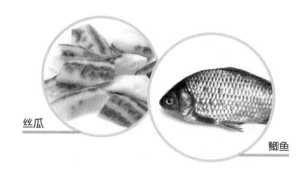

丝瓜

鲫鱼

制作方法

先将鲫鱼煎至双面微黄色，然后加开水3000毫升，将丝瓜和姜丝一起下锅，用大火煮15分钟，调味后即可食用。

需要特别注意的是，煮鱼汤一定要用开水，这样煮出来的汤才是雪白的，看起来会特别有食欲。

邓老说：

> 丝瓜有清热消暑的作用，而鲫鱼健脾祛湿，和中开胃，特别适合夏季食用。丝瓜鲫鱼汤鲜甜可口，令人食欲大开，而且有很好的养生保健作用，是夏季时令的养生佳肴。

2. 吃苦度夏

民间有句俗语，叫"天热食苦，胜似进补"，就是说天气太热，不需要吃太多补的食物，在民间，夏季适当吃些苦味的食物，比吃补药更好。下面我们跟着邓老了解夏季盛产的苦瓜。

邓老说：

> 夏季属火，而苦味是火的天敌，最佳的清热解暑的苦味食物是苦瓜。苦瓜具有清热消暑、凉血解毒的功效，对于生疮节、热痱、青春痘有一定的疗效。

很多人说不喜欢吃苦瓜，听到苦字就怕，下面为大家介绍邓老吃苦瓜的方法。

苦瓜排骨煲

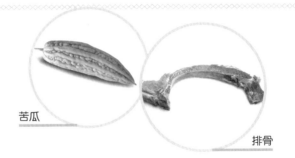

食材用量

苦瓜	100 克
排骨	300 克

苦瓜

排骨

制作方法

先将排骨焯水，起油锅，用蒜蓉爆炒；苦瓜切块状，焯水后同样用蒜蓉爆炒。将爆炒后的排骨与苦瓜一起放入砂锅，倒入适量清水，用文火煮30 分钟，调味后熄火，放置 2 小时后食用味道更佳。

在放置的过程中，苦瓜的苦味渗进排骨，令排骨不肥腻，而排骨的肉甜味渗入苦瓜，所以苦瓜吃起来不但不苦，而且口中还会回甘，令人回味无穷。

3. 省辛增酸

夏季天气炎热，人们出汗多且容易流失津液，建议适当食用酸味食物。邓老在夏季最喜欢吃的酸味食物是番茄和柠檬红茶。下面我们介绍邓老日常爱吃的番茄土豆排骨汤。

番茄土豆排骨汤

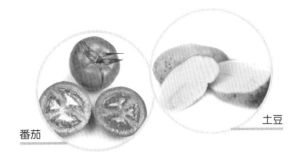

食材用量

番茄	300 克
土豆	500 克
排骨	500 克

番茄

土豆

制作方法

先将排骨焯水去瘀血，土豆切成块状，与排骨一起放进砂锅，先用中火煮 15 分钟，调成小火继续煮 15 分钟，熄火静置 30 ～ 60 分钟。进食前再开火放入番茄，大火煮 5 分钟，调味后即可食用。

邓老说：

> 番茄有生津止渴、健胃消食的作用。夏季食用番茄，既可获得丰富的营养，又能补足水分。番茄含有丰富的胡萝卜素、抗氧化剂。番茄特别适合男士食用，男士常吃番茄可使前列腺癌的发病率降低一半。番茄生吃能补充维生素C，熟食能补充抗氧化剂。因此，预防前列腺癌宜吃熟番茄。

番茄土豆排骨汤在夏季很受欢迎，特别是中小学生。夏季气候炎热，出汗多，胃口差，回到家总想喝口汤，番茄味道甜中带酸，生津止渴，开胃消食，而土豆有和中养胃、健脾利湿的作用，能促进脾胃的消化功能。

4. 固护脾胃

由于夏季气候炎热，出汗较多，人们往往喜欢大量喝冷饮，加上夏季湿气较大，湿邪容易损伤脾胃，导致腹胀腹泻，使人容易疲乏。因此，夏季饮食除了多吃瓜类之外，也应配合吃健脾和胃的食物，如淮山、扁豆、莲子、党参等。下面为大家介绍邓老喜欢的冬瓜莲子猪脊骨汤。

冬瓜莲子猪脊骨汤

食材用量

食材	用量
冬瓜	500 克
莲子	30 克
猪脊骨	400 克

莲子
冬瓜
猪脊骨

制作方法

先将猪脊骨洗净焯水，与莲子一起放到高压锅里煮15分钟后熄火，待高压锅的压力降低，将切好的冬瓜放进锅里，再一起煮20分钟，调味后即可食用。

冬瓜有消热、利水、消肿的功效。冬瓜含钠量较低，对冠心病、高血压、肾炎等疾病有良好的辅助治疗作用。莲子有补脾止泻、益肾涩精、养心安神的作用。夏日，特别是每年小暑、大暑的时候，广东人都爱煲冬瓜汤解暑，平素脾胃虚弱之人可以加上莲子，既能清热消暑，又不会损伤脾胃，同时还有养心安神的作用。

三、秋季润肺燥

秋季有三个月（约8月7日—11月6日），即从立秋之日起至立冬前一天，包括立秋、处暑、白露、秋分、寒露、霜降六个节气。

《黄帝内经·素问·四气调神大论篇》中"秋三月，此谓容平"指的是秋季的三个月，是万物果实饱满、已经成熟的季节。

"天气以急，地气以明"指的是在这一季节里，天气清肃，其风紧急，草木凋零，大地明净。

"早卧早起，与鸡俱兴，使志安宁"指的是人应当早睡早起，跟群鸡一样作息，当早晨鸡叫时就该起床，使情志安定平静。

"以缓秋刑，收敛神气，使秋气平"指的是缓冲深秋的肃杀之气对人的影响，收敛此前向外宣散的神气，以使人体能适应秋气并达到相互平衡。

"无外其志，使肺气清，此秋气之应，养收之道也"指的是不要让情志向外越泄，使肺气清肃。这就是顺应秋气、养护人体收敛机能的法则。

"逆之则伤肺，冬为飧泄，奉藏者少"指的是违背了这一法则，就会伤害肺气，到了冬季还会发生完谷不化的飧泄。究其原因，是身体的收敛机能在秋季未能得到应有的养护，以致供给冬季的闭藏之力少而不足。

邓老说，燥是秋季的气候特点，容易伤肺，所以养肺润燥是秋季养生的要旨。

此外，秋季气候变化较大，早秋湿热，中秋前后燥，晚秋又以凉、寒为主，所以在预防疾病和治疗疾病的同时，要考虑季节变化及所夹带的不同邪气。

邓老说，秋气对应肺。秋季气候干燥，很容易伤及肺阴，使人患上鼻干喉痛、咳嗽胸痛等呼吸系统疾病。因此，在秋季，大家要遵循"滋阴润肺，防燥护阴"的基本原则，秋季养生贵在养阴防燥。

此外，秋季阳气渐收，阴气生长，因此保养体内阴气成为秋季养生的首要任务，而养阴的关键在于防燥，在饮食上要做到养阴、生津、润肺。可以多吃些滋阴润燥的食物，如银耳、燕窝、芝麻、莲藕、猪肺、蜂蜜、甘蔗、梨、橄榄等。

每年由夏季转入秋季时，经常有不少人出现失眠的症状。邓老说，夏秋之交的失眠，无论食疗还是处方用药，都要注意养阴润肺。因此，在临床上，邓老针对患者的症状开了处方后，常常会叮嘱患者服药之余，可以用冰糖红枣炖银耳作为食疗辅助治疗。以下是冰糖红枣炖银耳的具体做法。

冰糖红枣炖银耳

食材用量

银耳	50 克
红枣	50 克
冰糖	100 克

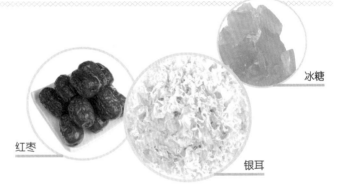

冰糖

红枣

银耳

制作方法

先将银耳洗干净后浸泡，然后将浸泡好的银耳剥成小块状，与红枣一起放到炖盅中，加水后用慢火炖 50 分钟，最后加入冰糖，再继续炖 10 分钟即可食用。

邓老说：

> 银耳又称白木耳、雪耳等，有"菌中之冠"的美称。银耳既是名贵的营养滋补佳品，又是扶正强壮的补药。历代皇家贵族都将银耳看作"延年益寿之品""长生不老良药"。银耳具有润肺生津、滋阴养胃、益气安神、强心健脑等作用。此外，银耳还能增强人体免疫力，增强肿瘤患者对放疗、化疗的耐受力。

在秋季，邓老喜欢用冰糖红枣炖银耳，习惯在午休后起来喝上小半碗。邓老还说，糖尿病患者不宜加冰糖，可以在炖瘦肉时放一些银耳，这样既可以享受美食，又能滋补身体，一举两得。

秋季气候干燥，可以多吃些水果。雪梨是秋季盛产的水果，也是邓老在秋季时最常吃的水果之一。邓老说，雪梨有清热解毒、润肺生津、止咳化痰等功效。雪梨生吃和熟吃的养生功效也不一样。生吃雪梨以清热为主，如有咽痛、咳嗽痰黄等症状时可以生食雪梨；熟食雪梨则以润肺为主，脾胃虚寒者可以用淮山雪梨煲汤，更加适合在初秋和中秋食用，咽干咽痒、咳嗽少痰或无痰者尤为适合。

此外，邓老喜欢煲花生莲藕猪脊骨汤在午餐喝。下面是花生莲藕猪脊骨汤的具体做法。

花生莲藕猪脊骨汤

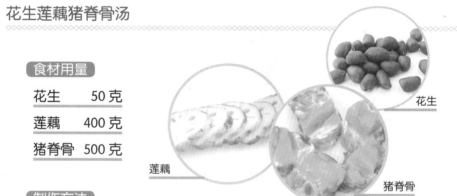

食材用量

花生	50 克
莲藕	400 克
猪脊骨	500 克

莲藕

花生

猪脊骨

制作方法

先将猪脊骨洗干净后焯水去瘀血，莲藕去皮后切成块状，然后将花生、莲藕、猪脊骨一起放进高压锅，加压煮 15 分钟，等压力降下后再用大火煮 10 ~ 15 分钟即可。

邓老说：

花生是食用广泛的一种坚果，又名"长生果"。花生中含有30%左右的蛋白质，花生中的蛋白质与动物性蛋白质营养成分差异不大，而且不含胆固醇，有促进人体新陈代谢、增强记忆力的功效，可益智、抗衰老、延年益寿。莲藕有清热凉血、健脾开胃、止血散瘀的作用。花生莲藕猪脊骨汤不但香甜美味，而且有一定的食养功效。

在秋季，由于气候干燥，鼻黏液容易结成鼻屎，儿童喜欢抠鼻子而损伤鼻黏膜导致反复鼻出血。邓老说，藕节饮特别适用于儿童鼻出血及成人泌尿系感染之尿频、血尿及痔疮和肛裂出血等的辅助治疗。

此外，对于儿童秋季反复鼻出血，邓老除了教育孩子不要抠鼻子，还叮嘱家长，要用四环素眼膏或者红霉素眼膏在小孩睡觉时涂少量在鼻孔内侧，眼膏会慢慢渗入鼻孔，可以起到很好的润滑作用，鼻子不会干燥瘙痒，孩子不再抠鼻子就不会再鼻出血了，这也是邓老在日常调养中提倡的简便廉验的方法，很受家长欢迎。

最后，我们介绍邓老在秋季常食用的花胶炖鸡。

花胶炖鸡

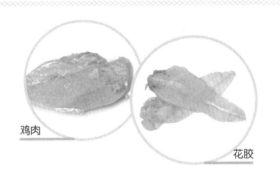

食材用量

花胶	50 克
鸡肉	200 克

鸡肉

花胶

制作方法

花胶要先用冷水浸泡过夜，再用姜葱水煲20分钟去除腥味，取出过冷水，切件。花胶放进炖盅中，再加入鸡肉，可以加入少量瑶柱、姜汁，隔水炖60分钟。

功效

滋阴养血、固肾培精。

邓老说

花胶就是鱼肚，中国四大补品"鲍参翅肚"中的"肚"就是指花胶。花胶的主要成分是高级胶原蛋白，有较好的滋阴养颜的作用，其蛋白质含量高达84.2%，脂肪含量仅为0.2%，是理想的高蛋白低脂肪食品，而且易于吸收和利用，补而不燥，适合各种体质的人群食用。

第二章 国医大师邓铁涛的四季食养方

　　邓老认为，常食花胶有滋阴养血、固肾培精的作用，同时邓老也提醒，由于花胶蛋白质含量高，高尿酸血症及有痛风病史人群不宜多食。

　　初秋时节，天气仍较热，空气潮湿，且秋季瓜果成熟，难保人们不会贪食过度，这些均会损伤脾胃，所以秋季早晨可以多喝些粥，粥能补益阴液，生发胃津，健脾胃，补虚损，最宜养人。如山药粥、白果粥、沙参粥等，既能健脾养胃，又能带来一日清爽。

　　邓老还强调，秋季一般不要急于进补，除了养肺润燥外，同时需要注重脾胃的调养，在秋季先调理好脾胃，为冬季进补打下良好的基础。

四、冬季如何进补

冬季有三个月（约11月7日—2月2日），即从立冬之日起至立春前一天，包括立冬、小雪、大雪、冬至、小寒、大寒六个节气。

在讲述冬季饮食养生之前，可以先看看《黄帝内经·素问·四气调神大论篇》对冬季养生的描述。

"冬三月，此谓闭藏"是指冬季的三个月，谓之闭藏，是生机潜伏、万物蛰藏的时令。

"水冰地坼，无扰乎阳，早卧晚起，必待日光"是指当此时节，水寒成冰，大地冻裂，人应该早睡晚起，待到日光照耀时起床才好，不要轻易地扰动阳气，妄事操劳。

"使志若伏若匿，若有私意，若已有得，去寒就温，无泄皮肤，使气亟夺"指的是要使神志深藏于内，安静自若，好像有个人的隐秘，严守而不外泄，又像得到渴望的东西，把它密藏起来一样；要守避寒冷，求取温暖，不要使皮肤开泄而令阳气不断地损失，这是适应冬季的气候而保养人体闭藏机能的法则。

"逆之则伤肾，春为痿厥，奉生者少"指的是违逆了冬令的闭藏之气，就会损伤肾脏，使提供给春生之气的条件不足，春季就会发生痿厥之疾。

冬季是一年中最寒冷的季节，寒邪是冬季的气候特点，冬季也是一年中最适合饮食调理与进补的时期。寒邪又分外寒与内寒两种。外寒者，来于天地之间，侵犯人体由表及里；内寒者，自生于内，是因为机体阳气不足，无法温煦而造成的病理现象，其表现为由内向外。

邓老说：

> 寒为阴邪，常伤阳气，是指人体阳气好比天上的太阳，太阳赐予自然界光明与温暖，失去阳光，万物无法生存。同样，人体如果没有阳气，就将失去新陈代谢的活力。所以，冬季养生应顺应自然界闭藏的规律，以敛阴护阳为根本。

俗话说"冬季进补，来年打虎"。因此，一到冬季，许多人都会忙于进补。

可是冬季该如何进补，才能达到有病治病、无病强身、延年益寿的效果呢？邓老说，冬季与肾相应，人以肾为"先天之本"，肾主藏精，精为维持人体的基本物质之一。邓老还强调，进补要因人而异，先要辨清体质，再根据自己的体质进行饮食调养，才有延年益寿之效。

下面先简单介绍什么叫体质。

体质就是指身体的基本素质，是由先天遗传和后天养护两方面决定的。

先天禀赋包括父母生殖之精的质量，父母血缘关系所赋予的遗传性，父母身体阴阳气血的偏颇，脏腑的强弱状态以及在孕育过程中胎养和妊娠期疾病所产生的一切影响。

后天因素是指饮食营养、生活起居、精神情志、自然环境、社会环境、疾病损害等。

根据中华中医药学会中医体质分类及辨识要点，将体质分为 9 类，其中 1 种平衡、8 种偏颇。

平和体质：精力充沛，健康乐观

气虚体质：气短少力，容易疲劳

阳虚体质：身体怕冷，四肢冰凉

阴虚体质：手心发热，容易上火

痰湿体质：身体肥胖，大腹便便

湿热体质：面色油腻，长痘长疮

气郁体质：多愁善感，郁郁不乐

血瘀体质：面色晦暗，脸上长斑

特禀体质：容易过敏，喷嚏流泪

1. 气虚质人群的饮食调养

气虚质人群，多表现为神疲乏力，少气懒言，头晕目眩，动则汗出，容易感冒，舌质淡，苔薄白，脉细。

调理原则是补中益气。

常用药物有人参、黄芪、党参、西洋参、五指毛桃、太子参。

最常用的中成药有补中益气丸，其在临床上对胃下垂、肾下垂、子宫下垂、脱肛等属于气虚者有一定的疗效。

邓老除了处方用药外，还喜欢用太子参瘦肉汤、五指毛桃薏苡仁煲猪脊骨、西洋参黄芪炖乌鸡等食疗辅助治疗。

在岭南地区，由于地域环境的不同，一些平时身体多病，容易感冒、疲劳的人群，往往一到冬季就急于进补，但很多时候吃了一些进补的中药，又会同时出现咽喉疼痛、口腔溃疡、大便秘结等症状。对于这类虚不受补人群，邓老喜欢将这些补气药倒过顺序来用，就是按太子参、五指毛桃、西洋参、党参、黄芪、人参这样逐级慢慢选用。下面为大家介绍两款药膳汤。

太子参瘦肉汤

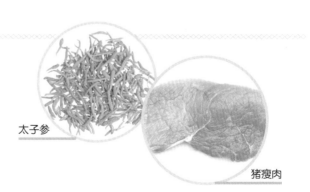

食材用量

太子参	15 克
猪瘦肉	100 克

太子参

猪瘦肉

制作方法

将猪瘦肉洗干净后，切片，加少量生粉和盐搅拌均匀备用，将太子参洗干净后放入砂锅，加水 500 毫升，先用大火将水煮开后调成小火，煎煮 20 分钟，然后将腌制好的猪瘦肉加入锅中继续煎煮 10 分钟即可食用。

功效

此汤有益气养阴的功效，特别适合于气阴两虚，少气乏力，容易感冒，虚不受补的人群。

此汤男女老幼都可用。特别是小儿反复感冒不愈，长期流鼻涕，或者发热后久咳不愈，多汗，没有胃口，这个时候邓老除了开中药处方外，常常会叮嘱家长煮太子参瘦肉汤给孩子喝，药物与药膳同用，可以取得意想不到的效果。但是大家一定要记住，如果孩子是外感发热或咳嗽初起，是不能急于用这个汤的。邓老说，孩子感冒发热初起，大多数是食滞于内，郁久发热所致，一般要先消食导滞清热，然后才能服用此汤，大家一定要掌握好这个汤的应用指征。

西洋参黄芪炖乌鸡汤

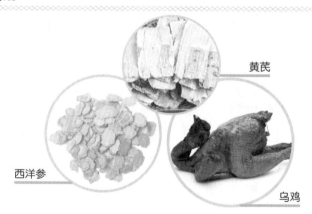

食材用量

西洋参	15 克
黄芪	10 克
乌鸡	15 克
生姜	2 片

黄芪

西洋参

乌鸡

制作方法

将乌鸡洗干净，切成小块，与西洋参、黄芪、生姜一起加入炖盅，加水 500 毫升，文火炖 60 分钟。

功效

益气养阴，止汗。

此汤适用于平素体虚乏力，动则汗出，容易感冒者。黄芪有较好的补气敛汗的作用，西洋参有益气养阴的功效，同时可以制约黄芪之燥热，适用于气虚又容易上火之人，对于平时不易上火者，邓老喜欢用党参、白术与黄芪相配伍一起炖鸡。

2. 气虚质人群应用茶饮调养

随着人们生活水平的提高，越来越多的人重视养生保健，大家听了一些关于食疗方面的养生讲座后，在冬季就忙于煲汤进补，有些人急于进补，天天煲汤并且大量喝，出现了不少高脂血症、肥胖及高尿酸血症和痛风患者。

邓老说：

> 饮食养生，一定要掌握好一个度，就是要饮食有节，再好的食物都不能过多进食。因此，邓老指出，进补并非一定要煲汤，其实也可以用药食同源的一些中药作为茶饮，以有效地改善亚健康状态。因此，邓老列出了一系列茶饮，供大家在生活中选择饮用。

邓老擅用党参、黄芪、西洋参、生晒参、丹参、田七等作为茶饮。临床上最常推荐的是用党参15克、黄芪10克、丹参10克煲水当茶喝，邓老自己习惯每天早上起床后将这三味中药一起放进养生壶，加水煮。养生壶还有保温功能，口渴了想喝水就倒一些来喝，如果要外出工作，就装到保温杯中，非常方便。而且此茶口感好，还能解渴，有很好的补气活血的作用，适合大多数人群。

对于一些容易上火而又气虚明显的患者，邓老推荐先用西洋参15克、黄芪5克、丹参10克煮水当茶喝，一段时间后可以加大黄芪的量至10克。如果感觉各方面都比较好，而且不会出现口干、咽痛等症状，可以将西洋参改为党参或生晒参，党参的补气功效比西洋参要好，西洋参除了补气还有养阴的功效，但价格也比较昂贵。

生晒参是把鲜参清洗干净后用烘干设备烘干的人参，能补益脾肺，生津止渴，宁神益智，它的补气作用比党参和西洋参都要强。在冬季，气虚、阳虚体质可以选用生晒参与黄芪、丹参同用，有较好的补气活血、养心安神的作用，能调节神经、心血管及内分泌系统，提高免疫功能，有抗疲劳、抗衰老、补肺健脾的作用，同时也特别适合于肿瘤术后患者的调养。

此外，邓老喜欢用西洋参、生晒参与田七同用煮水当茶喝。

第二章 国医大师邓铁涛的四季食养方

> 　　该茶适合高血脂、高血压、高血糖的人群服用，有较好的降脂作用，建议冠心病患者多服用。

3. 阴虚质人群的药膳食疗

　　阴虚质人群，多表现为口燥咽干，口唇色红，颧红潮热，五心烦热，潮热盗汗，大便干结，舌红苔少，脉细数。

　　调理原则是滋阴清热。

　　常用的药食同源的药物有沙参、麦冬、百合、石斛、熟地黄、玉竹。

　　常用中成药有六味地黄丸、知柏地黄丸。

　　对于阴虚体质的人群，邓老在临床上除了处方用药外，还会推荐患者选用西洋参百合炖兔肉、沙参石斛炖老鸭（或猪瘦肉）食疗辅助治疗。

西洋参百合炖兔肉

食材用量

西洋参	15 克
百合	15 克
兔肉	150 克
生姜	2 片

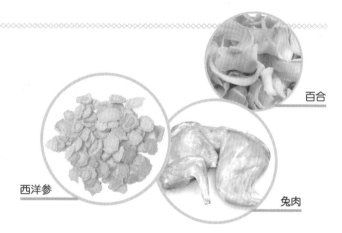

百合

西洋参

兔肉

制作方法

　　先将兔肉切块洗净，焯水去瘀血，然后将西洋参、百合、生姜与兔肉一起放入炖盅，加水 300 毫升，文火炖 60 分钟，调味后即可食用。

邓老说：

> 　　在众多的肉类中，兔肉有较好的滋阴作用，平时口燥咽干、五心烦热、睡眠多梦的人群，可以适当食用西洋参百合炖兔肉，可以起到较好的养阴清热安神的作用。

沙参石斛炖老鸭

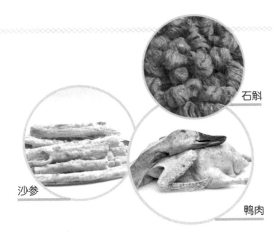

石斛

沙参

鸭肉

食材用量

沙参	15 克
石斛	10 克
鸭肉（或猪瘦肉）	150 克
生姜	2 片

制作方法

先将鸭肉（或猪瘦肉）洗干净后焯水去瘀血，然后将沙参、石斛、生姜与鸭肉（或猪瘦肉）一起放入炖盅，加水 500 毫升，文火炖 60 分钟即可。

邓老说

沙参、石斛均有益胃生津、养阴清热的功效，二者与老鸭（或猪瘦肉）一起炖服，适合阴虚体质、平时容易上火、咽干唇干、胃口不好的人群。鼻咽癌患者放疗后，平时可以用其煮水倒入保温瓶中，频频服之，能够较好地缓解放疗后的痛苦，久服之，诸症可慢慢消失。

另外，石斛能改善胃阴不足所导致的胃口不好、纳食不香等症状，特别是慢性胃炎的老年人，临床上表现为上腹部胀满，嗳气，纳呆，虽口干但又不想喝水，消瘦，疲乏，对于这类患者，邓老推荐饮用西洋参石斛茶或西洋参黄芪石斛茶。什么时候该下黄芪呢？可以通过看不同的舌象来选用。

对于阴虚舌象人群，邓老推荐用西洋参 15 克、石斛 10 克，加水 500 毫升，文火煎 30 分钟，放入保温瓶，频频服用，能较好地改善胃阴不足的老年人的口干症状，还能增加食欲，胃口好了，疲劳症状也就很快得到改善了。

对于气虚兼阴虚舌象者，邓老推荐用西洋参 15 克、黄芪 10 克、石斛 10 克、丹参 10 克，同样是加水 500 毫升，文火煎 30 分钟，放入保温瓶，频频服用。患者会感觉不容易累了，胃口也好了，这个茶饮，不但加了黄芪补气，还加了丹参活血。邓老不但在处方用药上辨证论治，在推荐的日常药膳食疗中同样也会辨证论治。

在临床上，一些阴虚体质的便秘人群，服药时大便通畅，但是一停药就又出现便秘，这让患者感到很痛苦，患者药服得多了，会从心里很抗拒中药，甚至感到恶心。对此，邓老会建议患者选用玄参15克、生地黄20克、麦冬15克，加水800毫升，文火煎煮30分钟，每天服用2～3次，也能起到较好的通便作用。由于玄参、生地黄、麦冬三味药不苦，甚至有些甜，口感比较好，因此大多数患者都能坚持服用。这三味药是针对阴虚体质的便秘人群。临床上，便秘病因较多，即便是药膳食疗，也要辨证准确，才能收获良效。

对于阴虚体质，家庭经济条件较好的人群，邓老会推荐燕窝盅，其具体做法如下。

燕窝盅

食材用量

燕窝	5 克
冰糖	50 克

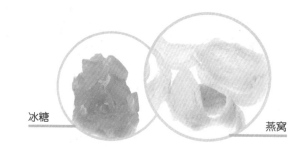

冰糖　　　　　　　　　　　　　　　　　燕窝

制作方法

先将燕窝用冷水泡发，大约浸泡4小时，待其涨发泡透后，轻轻地捞出放在盘中，用尖头镊子择出燕毛、杂质及变质部分。一定要择干净，操作要轻，不要把形状弄乱或把燕毛丝弄断。再用凉水清洗，放入炖盅，加入100毫升水，文火炖40分钟后熄火。

根据个人喜好，服用时可以加入肉汤，也可以加冰糖或牛奶，邓老喜欢加牛奶一起服用。邓老说，晚上八九点少量服用燕窝牛奶，既有利于营养的吸收，又有助于睡眠，还可以达到较好的美容滋养的效果。

4. 阳虚质人群的冬季进补

阳虚即人体脏腑功能活力不足，温煦功能减退。阳虚质人群常常表现为手足不温，腰腹怕冷，喜喝热茶、热汤，疲乏无力，动则心慌、气短、容易出汗，或大便稀薄，受寒后易腹泻，劳累后浮肿，或夜间多尿，性欲减退，男性易阳痿、早泄，女性月经减少。

对于这类人群的调理原则是温补脾肾。邓老说，对于阳虚体质人群，可以利用冬季进行调理。可以选择一些性质温热，具有补益肾阳、温暖脾阳作用的食物，如羊肉、鹿肉、牛肉、白鸽、黄鳝、虾、洋葱、大蒜、核桃、栗子、松子、生姜、小米、糯米等。

邓老推荐当归生姜羊肉汤。下面是具体做法。

当归生姜羊肉汤

食材用量

当归	10克
生姜	15克
羊肉	500克
甘草	5克
蒜蓉	少许
料酒	少许

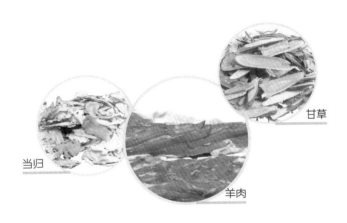

当归

甘草

羊肉

制作方法

先将羊肉洗净切块，用开水焯一下，去掉血水，用蒜蓉、生姜一起爆炒。用白色纱布将当归、生姜、甘草包裹住，放入砂锅，加少量料酒与羊肉一起慢火煮至羊肉熟烂，调味后即可食用。

这道药膳有很好的补气养血、温中暖肾的作用，冬季适合大多数人群食用，阳虚质人群可以多食用。

邓老说：

羊肉性温，能带给人体许多热量，羊肉中所含的钙质、铁质也远远高于牛肉、猪肉。中医认为，羊肉能助元阳、补精血、治肺虚、除劳损，是一种较好的滋补强壮食品。邓老还说，常吃羊肉、喝羊奶，对肺病颇有疗效。至于气管炎咳嗽、伤风咳嗽，喝羊肉汤即可减轻甚至痊愈。

另外，羊肉对面黄肌瘦、气血两亏、病后或产后身体虚亏等一切虚状均有治疗和补益效果，最适合在冬季食用，因此被称为冬令补品。由于羊肉有一股令人讨厌的羊膻味，因此被一部分人冷落。邓老说，中药甘草能很好地去除羊肉的膻味，一般1千克羊肉中放入10克甘草和适量料酒、生姜一起烹调，就能够去羊肉膻气而又可保持羊肉风味。

接下来，我们再介绍邓老常吃的一款土豆烧牛肉。

土豆烧牛肉

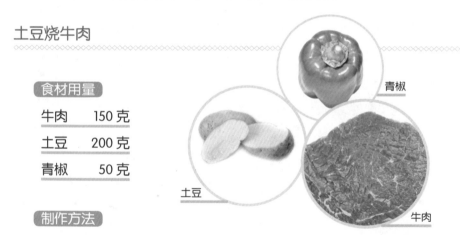

青椒

食材用量

牛肉	150 克
土豆	200 克
青椒	50 克

土豆

牛肉

制作方法

先将牛肉切片，用少量生粉、油、盐腌制15分钟；土豆切厚片；青椒切圈。油锅热后下牛肉，快速滑过，捞出备用。剩下的油下土豆，加点盐，炒软后加水，文火焖煮至熟烂，加入青椒圈和牛肉，加少量酱油就可以出锅食用了。

牛肉是全世界的人都爱吃的食品，也是中国人最常食用的肉类食品之一，仅次于猪肉。牛肉的蛋白质含量高，而脂肪含量低，享有"肉中骄子"的美称。牛肉有补中益气、滋养脾胃、强健筋骨的功效。适用于中气下陷之脱肛、子宫下垂、胃下垂及气短体虚、筋骨酸软等人群食用。

土豆中含有丰富的 B 族维生素和优质纤维素，对延缓人体衰老有重要作用，经常吃土豆，可防止动脉粥样硬化。此外，医学专家认为，每天吃一个土豆，能大大减少中风的危险，土豆也适合糖尿病患者食用。

对于生长发育期的儿童，邓老建议多吃牛肉，可丰厚肌肉，让儿童看起来更加结实和健康。同时，邓老也喜欢将牛肉推荐给手术后、病后调养的人群。寒冬食用牛肉，有暖胃作用，所以牛肉是寒冬补益佳品。

接下来，为大家介绍邓老关于阳虚体质应用三伏灸，达到冬病夏治目的的理念。

邓老说：

三伏灸是通过利用全年中阳气最盛的三伏天，根据中医"冬病夏治"原理，在夏天治疗冬天好发的疾病，预防和减少病症的发作。根据所要预防的疾病，在对应的穴位贴上敷有辛温、逐痰、走窜、通经平喘的药物，可以提高药物效能，温阳利气，驱散内伏寒邪，使肺气升降正常，温补脾肾，增强机体抗病能力，预防疾病的发生。哮喘、过敏性鼻炎等是目前难治之症，病程短则几年，长则几十年，且容易反复发作，正气虚时易诱发，中医认为："邪之所凑，其气必虚。"因此，患者要有耐心，坚持治疗。

操作方法：选取玄胡、白芥子等多味中药按比例研末，用姜汁调成膏状，用胶布将块状药膏贴于穴位上。每伏贴药一次，贴于相应穴位，各种病症所取的穴位有所不同。成人一般贴 2～4 小时，儿童贴 1～2 小时。贴药后皮肤有发热感、灼痛感，由于每个人的皮肤耐受情况不一样，所以要以能耐受为度。敷贴之后，大部分人的皮肤会有灼热感，如果穴位上的皮肤起疱，效果会更好，证明所贴药物已由皮肤渗入穴位经络，通过经络气血直达病处。贴敷疗法一般以三年为一个疗程，病程长的患者可适当延长疗程。

　　邓老强调，三伏灸疗法虽然有较好的效果，但所用中药有些是有毒之品，对皮肤有强烈的刺激作用，因此孕妇、年老体弱者、2岁以下的孩子（皮肤比较娇嫩，容易引起感染）以及皮肤过敏等患者应慎用或禁用。此外，敷贴期间还应禁食生冷刺激性食物，不能贪凉，也不要吃肥甘厚腻、生痰助湿的食物，如牛肉、鸭肉、鹅肉、花生、煎炸食物等，同时还要禁食海鲜、虾等发物。

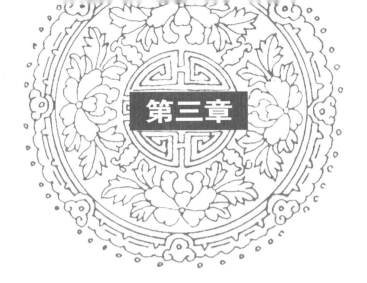

第三章

战胜传染病，中医有个"武器库"

中医"治未病"理念不仅贯穿于新冠肺炎预防、救治和康复的全过程，还发挥了重要作用。

2020 年是不平凡的一年，突如其来的新冠肺炎疫情打乱了所有人的生活节奏。在这场没有硝烟的战争中，在没有特效药的情况下，中西医结合是中国方案的最大优势，而中医"治未病"理念不仅贯穿于新冠肺炎预防、救治和康复的全过程，还发挥了重要作用。

在疫情刚刚发生的时候，我们对这个疾病所知甚少，在 1 月下旬至 2 月中旬这段时间，武汉疫情严峻，全国人民向武汉伸出了援助之手。与此同时，我们无限缅怀国医大师邓铁涛。因为 2003 年年初广东省发生的非典型肺炎（简称"非典"），与湖北省武汉市发生的新冠肺炎相似，也是冠状病毒感染，患者出现发热、全身乏力、咳嗽症状，病情发展很快，继而出现呼吸困难，且死亡率较高，传染性很大。当时邓老非常自信地说："非典型肺炎是全新的疾病，为 20 世纪以前所未见。无论中医还是西医都遇到新问题，中医不能袖手旁观。我认为对病毒性疾病的攻克，中医自有其优势。" 2003 年，87 岁的邓铁涛被任命为中医专家组组长，他力挽狂澜，最终扭转了治疗急性传染病的被动局面。

他力主中医介入宜早不宜迟，在他的努力下，当时他所在的广州中医药大学第一附属医院共收治"非典"患者 73 例，取得"零感染""零转院""零死亡""零后遗症"的"四个零"的成绩。那么，邓老治疗传染病的"武器库"是什么呢？

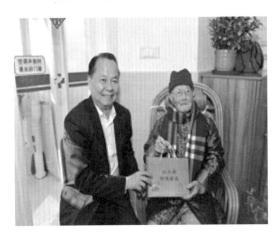

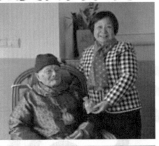

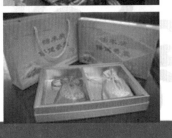

预防传染病邓老最爱用香囊

广州中医药大学第一附属医院

防病是关键

预防传染病，邓老最爱用香囊。上面这张照片，就是 2018 年邓老因病住院，广东省中医药局局长徐庆锋看望邓老时，邓老赠送香囊给徐局长的合照。当时是春节前，邓老知道春节前后会有比较多的领导和好友来看望自己，邓老首先考虑的是春节前后流感高发，也是传染病高发期，邓老将香囊挂在病房的衣柜里，放置两个在床头，还将香囊挂在胸前。邓老说这些香囊的味道很香，久闻不但能防病，而且可以让人神清气爽。

那么，什么是香囊呢？香囊真的能预防传染病吗？其实，香囊又称"香包"，是用中药配制而成的。"闻香祛病"的疾病防治方法在我国由来已久，"香熏法"是我国中医外治法的一种，它通过芳香药芬芳走窜，从而起到避秽、祛邪、防病、治病的作用，具有匡扶正气、祛除瘴气、调理气血的作用。将香囊挂在身上或者放置在床头，人可以闻到药物的香味，这些药物的成分弥散在空气中，人通过呼吸，鼻腔黏膜里会有一些药物的停留，就形成了阻挡病邪入侵的屏障。

《千金要方》中提到佩戴香囊，有"避疫气，令人不染"的功效。《本草经疏》中说"芳香之气，能避一切恶邪"。

除了擅用香囊外，每到流感季节，邓老还擅用中药熏蒸。在2020年新冠肺炎疫情早期，也就是在春节期间，大家按照政府的要求，不出门，不聚会，以尽量降低感染疾病的概率。邓老曾经说过，中药熏蒸可以有效地净化室内空气，预防传染病。按邓老的说法，疫情期间每天可以在客厅和居室各熏蒸一次，熏蒸20～30分钟即可。

春季，南方会出现回南天的潮湿天气，则可以选用艾条来熏蒸。将艾条切成几段，每次用一小段即可，将艾条点燃后，可以竖着放在地面上，熏蒸完之后会感觉整个房子都比较干，非常舒服。

此外，一旦传染病发生，邓老就力主用中药汤方预防传染病。2003年"非典"流行，邓老根据"非典"患者临床表现，认为"非典"属中医春温病伏湿之证，病机以湿热蕴毒，阻遏中上二焦，并易耗气夹瘀，甚则内闭喘脱为特点，指出治疗应注重祛邪，治法以清热解毒达邪、解表宣肺化湿为主。于是，邓老拟定"邓氏清毒饮"预防和治疗"非典"。邓氏清毒饮的处方：金银花15克，桑叶15克，野菊花15克，白茅根30克，蒲公英15克，薄荷6克（后下），甘草5克，北杏仁10克，桃仁10克，冬瓜仁30克，青蒿10克（后下），桔梗10克，薏苡仁24克，藿香10克。

这个处方在2020年的新冠肺炎疫情中也立下了汗马功劳。

以广东省惠州市博罗县2020年抗疫为例，惠州市博罗县地处粤港澳大湾区，交通发达，人员密集，尤其以外来人口居多，在此次疫情排查中，登记造册的湖北籍人员有5000余人，疫情防控难度很大。当时对春节前后湖北返回博罗县人员中的5名新冠肺炎患者严格监控，确诊后立即送惠州市第三人民医院救治，减少他们在博罗县滞留的时间，对与其密切接触者进行隔离医学观察。由于疫情严峻，政府下拨100万元给博罗县中医院，同时将罗浮国药资助的100万元也给中医院，用邓氏清毒饮大锅熬制汤剂免费派发给博罗人民，实行中医药群防群控。除了5例从湖北返回博罗县的人员被确诊外，其余没有任何人感染，说明中医中药的预防是非常有效的。

服用中药预防要讲究方法，群众才能接受。一剂中药可供一家 3 ~ 4 人服用。将中药煎煮 20 分钟，大人每次喝 1 碗约 200 毫升，小孩可根据年龄适量喝。疫情期间，可以连续服用 3 天，停服 2 天之后再服 3 天。此外，还可以根据体质辨证来加减处方的中药剂量。

邓老战胜传染病的"武器库"，除了中药预防处方外，还有染病后的中药治疗。中医讲究"三因制宜"，就是要因人、因时、因地制宜。2003 年"非典"期间，邓老用的主方是仙方活命饮。2020 年新冠肺炎疫情发生后，国家中医药管理局推荐使用的抗疫利器"清肺排毒汤"成为使用面最广、使用量最大、使用效果最好的方剂，这不仅彰显了中医药的特色和优势，还充分体现了中医药"传承精华，守正创新"方向的正确性。

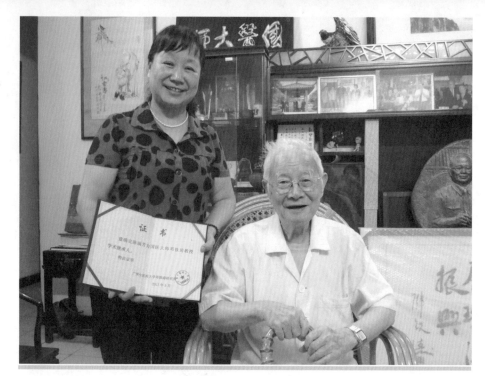

后 记

　　时光飞逝，恩师邓铁涛教授已经离开我们2年余。我虽天资愚钝，却有幸与邓老结缘，成为邓老养生治未病方面的学术传承人。多年来，我跟随在邓老身边，深受邓老养生治未病思想的熏陶，时刻谨记邓老的教诲，"学我者必超我""仁心仁术""上工治未病"，一直努力地在中医药健康事业中耕耘，以此作为对恩师的缅怀。

　　邓老曾手书"弘扬中医治未病，健康长寿到百年"字匾赠予广东省中西医结合学会中医治未病专委会，以鼓励我们发挥中医药优势，为人民健康谋福利。邓老认为，"养生保健并不是一门很高深的学问，它就存在于我们日常生活中。养生也是一种好的习惯。"邓老以身作则，日常坚持八段锦、站桩功和静心功锻炼，杂食不偏，注重食疗，动静结合，调养心神，自创健康保健操和多种养生保健方法，让我们在生活中可以养生。邓老的这些养生经验体现了他深厚的中医治未病思想。

　　我整理邓老简、便、廉、验的养生保健方法，丰富四季食疗内容，编写此书，希望继续推广邓老的中医养生思想和方法，与大家共勉。

陈瑞芳

2021年6月8日